护理安全管理
情景模拟案例分析

主　编　陆小英　李海燕　朱国献
主　审　张玲娟　钱火红　张　玲

上海科学技术出版社

图书在版编目（CIP）数据

护理安全管理情景模拟案例分析 / 陆小英，李海燕，
朱国献主编. -- 上海：上海科学技术出版社，2022.1（2024.6重印）
ISBN 978-7-5478-5504-1

Ⅰ. ①护… Ⅱ. ①陆… ②李… ③朱… Ⅲ. ①护理－
安全管理－案例 Ⅳ. ①R47

中国版本图书馆CIP数据核字 (2021) 第198256号

护理安全管理情景模拟案例分析

主　编　陆小英　李海燕　朱国献
主　审　张玲娟　钱火红　张　玲

上海世纪出版（集团）有限公司
上海科学技术出版社　出版、发行
(上海市闵行区号景路 159 弄 A 座 9F-10F)
邮政编码 201101　　www.sstp.cn
浙江新华印刷技术有限公司印刷
开本 889×1194　1/32　印张 5.375
字数 120千字
2022年1月第1版　2024年6月第4次印刷
ISBN 978-7-5478-5504-1 / R·2394
定价：56.00元

内容提要

本书通过模拟临床工作中可能出现的护理安全事件，向读者展示了护理安全管理的重要性。全书以案例形式进行编写，每个案例从情景模拟、案例原因分析、防范措施等方面进行阐述，紧抓关键环节，帮助护士从工作态度、流程制定、技能培训等方面全面梳理事件可能发生的原因，以及涉及的相关管理制度、流程及技术规范。

本书主要的读者对象为临床护理人员，尤其适合护理管理者阅读。

编者名单

主　编　陆小英　李海燕　朱国献

主　审　张玲娟　钱火红　张　玲

副主编　徐　立　颜　哲　刘　静　段亚哲　植艳茹　于黎明

秘　书　陆嘉溪

编　者（按姓氏笔画排序）

丁　洁　于黎明[①]　王　汇　王　园　方　亚　包　蓉

冯　苹　吉小雨　吕　专　刘　静　刘　璐　孙　洁

朱国献[②]　李　杉　李　勇　李　婵　李　蓉　李冬梅

李科欣　李海燕　杨　昭　吴从从　吴亚会　沙亚莉

张　闯　张文静　张金梅　陆小英　陆叶青　沈美芳

陈　尧　陈　翠　陈红梅　范益生　周　云　周　颖

周苗苗　周曼曼　周蓉珏　段亚哲　洪　毅　徐　立

徐　娟　徐　菲　顾赛男　曹中荣　龚春霞　寇阳丹

植艳茹　童　倩　樊胜男　颜　哲　薛　庆　霍园园

---

① 作者单位为西安大兴医院。② 作者单位为深圳市第二人民医院。其他编者单位均为海军军医大学第一附属医院。——编者注。

序

　　患者安全管理是指将卫生保健相关的不必要伤害减少到可接受的最低程度的风险控制过程,是现代医院管理的核心主题。世界卫生组织于2004年10月建立了世界患者安全联盟,并发布了一份详细的未来行动计划。中国医院协会一直积极致力于推进行业质量安全发展,自2006年起连续发布《患者安全目标》,以推动我国医疗质量的持续改进,切实保障患者安全,提高医院管理水平。

　　21世纪以来,有关患者安全理论和实践的研究都取得了重大进展,如系统管理理念、主动上报不良事件、根因分析、患者安全目标、安全文化等,从根本上保障了医院管理的质量与安全。作为医院管理者,我们必须思考,如何换个角度,帮助医护人员构建维护患者安全的核心能力,最终使医疗过程变得更加安全。因此,我们在构建更安全的患者诊疗和护理服务系统的同时,要审视系统中可能引发的安全问题,进行预见性案例模拟,杜绝安全问题的发生。

　　自2016年以来,在海军军医大学第一附属医院护理部的领导下,在护理安全管理学组各位委员的共同努力下,医院护理安全管理质量不断提升。今年,医院护理安全管理学组的委员又利用工作之余,检索文献,搜集案例,将与患者安全密切相关的不良事件和安全隐患素材进行整理和分析,借鉴《国际患者安全目标》,以情景模拟的形式编写,形成了《护理安全管理情景模拟案例分析》一书。本书包含患者安全相关的护理理论知识和40个临床可能发生护理不良事件的情景模拟案例,通过对案例的解析,促进护理工作流程的优化、护理管理制度的更新、护理器具和方法的变革,对护理质量的持续改进和临床护理安全质量的提高具有重要意义。

衷心感谢编者团队对本书的辛勤付出,希望各位读者可以从个案思全局,从环节识系统,形成一种不断改进的安全文化,相信医、护、患各方的共同努力必将营造出一个更安全的医疗环境。

钟海忠

2021年5月

前　言

　　患者安全管理是护理管理工作的核心，是减少医疗事故、提升护理质量的关键，也是避免发生医疗纠纷和事故的客观需要。我院（海军军医大学第一附属医院）护理安全管理学组注重以问题为导向实施护理安全管理，并取得了较好的效果。为了增强临床一线护理人员的安全管理意识，全院护理安全管理骨干利用业余时间，编写了《护理安全管理情景模拟案例分析》一书。

　　本书紧紧围绕患者安全管理，建立以预防为主的安全理念，针对临床护理安全管理中的重点对象、关键环节、薄弱时段等方面可能引发的安全隐患，采用头脑风暴法，设计护理不良事件情景模拟案例，从安全管理的角度进行原因分析，制定防范措施，提升患者安全。全书共纳入40个案例，条理清晰，图文并茂，通过对案例进行情景模拟，发现临床工作中的潜在安全问题，再整合优化，将改进措施、成果以图片形式展示，包括国家专利设计、管理制度修订、护理流程优化等，保障患者安全。本书具有实用性和创新性，相信它可以作为医院护理安全管理和护士培训的重要参考书，有利于护士在提高风险防范意识的同时激发创新思维。

　　本书编者均为临床医疗和护理专家，非常感谢全体编者的辛勤付出，也特别感谢一直以来医院护理安全管理学组的各位委员对护理安全管理工作的大力支持和积极参与。由于水平有限,书中难免有疏漏之处,恳请广大同仁及读者提出宝贵意见。

陆小英

2021 年 5 月

目　录

第 1 章

护理安全管理

第1节
概　述

一、护理安全

　　护理安全是指在实施护理的过程中,患者不发生法律和法定的规章制度允许范围外的心理、机体结构或功能上的损害、障碍、缺陷或死亡。护理安全已成为衡量医院护理服务的重要指标,是护理质量的重要标志,也是护理管理工作的重点。目前我国护理安全管理涉及护理安全管理机构、不良事件报告系统、质量评价体系、患者安全目标的提出等方面,且管理现状与人力资源因素、护理人员因素、管理层因素等多种因素相关。通过护理安全管理可以提高护理人员安全保护意识,最大限度地降低护理差错、事故纠纷的发生率。

二、国内外护理安全管理现状

(一)国外现状

　　1.设立专职医疗护理安全管理机构　在发达国家,护理安全管理已成为医疗管理机构的重要组成部分,设立专职的机构是护理安全管理的重要内容。英国建立了患者安全质量管理系统,澳大利亚成立了医疗安全与质量委员会,美国退役军人卫生管理局专门成立了国家患者安全中心,世界卫生组织(WHO)于2004年10月成立了世界患者安全联盟。另外,国外医院设立全院的质量管理委员会,如内科委员会、外科委员会、急诊委员会、药事委员会、感染控制委员会、质量控制委员会等,由各委员会接受、处理、讨论、提出建议,上报院务会审议通过,形成了比较完善的护理安全管理体系和工作运行机制。

2. 护理不良事件报告系统 护理不良事件报告系统有两种形式:① 强制性报告系统,上报严重的、可预防的医疗差错和可以确定的不良事件;② 自愿报告系统,是强制性报告系统的补充,鼓励自愿报告异常事件,报告事件范围较广。目前,护理不良事件报告系统有很多,非惩罚性自愿报告系统具有非惩罚性、保密性、独立性特点,充分体现了护理安全质量管理的人性化特点,鼓励卫生系统人员积极主动上报医疗护理安全事故。美国还设有安全信息处理的专职人员,开辟了网络化的上报途径。

3. 护理差错分析系统

(1)对护理差错的认识:美国学者认为,发生护理差错后,以责罚的形式不能有效地控制护理安全。要分析差错,找出错误的原因,减少错误发生,增加安全性,并且认为应将精力集中在医疗活动的系统设计和控制方面。因此,要在发生差错后进行差错分析,提出整改措施,避免类似事件发生。

(2)日本SHEL事故分析法:该分析法由日本医疗事故调查委员会提出。其认为医疗事故的形成主要受以下几方面影响:① 软件部分(soft,S),包括护理人员的业务素质和能力;② 硬件部分(hard,H),指护士工作的场所;③ 临床环境(environment,E);④ 当事人与他人(litigant,L)。通过对上述因素的分析找出医疗事故发生的原因,并制定相应的对策,以减少医疗事故的发生。

(3)Vincent临床事件分析系统:该系统包括6个方面,即组织或管理因素、团队因素、工作任务因素、环境因素、个人因素和患者因素。对护理差错进行系统分析,得出量化数据,为质量评价标准提供理论基础。

(4)优先处理系统——安全评估规定矩阵系统(SAC矩阵系统):美国退役军人医院采用SAC矩阵系统,通过分析上报事件的危险因素,确定改进行为。

(二)国内现状

1. 护理安全管理机构　我国护理安全多由医院护理部和各科护士长监督管理,缺乏专职机构。有学者提出,建立以护理部、科护士长、科室安全员组成的三级护理安全管理监控网络体系。有学者建议各医院建立护理安全委员会,也有学者建议,在护理安全管理工作中推广委员会制,包括常规的委员会和不定期活动护理委员会,体现护理管理的民主性、实践性,能够有效调动护士的工作积极性。

2. 护理不良事件报告系统　我国大多数医院都设有医疗护理差错的强制性报告系统,但护理人员对上报护理不良事件存在诸多顾虑,导致上报率较低,另外数据分析、评价反馈相对缺乏。目前,我国一些医院逐渐采取非惩罚性上报系统,体现了我国护理管理的人性化。

3. 患者安全目标　患者安全目标是倡导和推动患者安全活动最有效的方式,是绝大多数国家的通行做法。我国积极响应世界卫生组织世界患者安全联盟工作,中国医院协会自2006年起连续发布《患者安全目标》。2020年版是在历年患者安全目标的基础上,结合当前我国医院质量与安全管理工作实际,关注患者安全关键环节,并提出安全管理改进措施,以推动医疗护理质量和患者安全体系的建设。

4. 护理安全管理质量评价体系　护理安全管理质量评价体系包括:护理安全质量评价的内容、人员、方式、频率、评分的方法和对护理质量控制结果的激励机制等。针对存在的问题持续分析整改，构建积极的患者安全文化。我国的质量管理的发展经历了程序管理（PDCA）、全面质量管理（TQC）、改进质量管理（CQI）、标准质量管理（ISO）、变异水平的质量管理（六西格玛，6σ），达到安全质量管理（JCI）阶段水平。

三、现阶段我国护理安全情况分析

（一）完善规范护理管理制度

管理体制不健全、规章制度不完善、管理监督不得力等均是影响护理安全的组织管理因素，是对患者安全的最大威胁。有研究报道，管理决策和组织过程中的失误是诱发系统失效最根本的潜在原因。因此，建立健全护理质量安全管理制度尤为重要。同时，护理管理者应加强护理工作各个环节和流程的管理，减少护理安全隐患。

（二）科学编配护理人员数量

护理人力资源是卫生人力资源的重要组成部分，护理人力配置是否合理、比例是否恰当等，直接影响着护理工作效率、服务质量，进而影响到护理队伍的稳定性、医疗服务的可及性与延续性。2021年，Lancet杂志发表文章阐述了护理工作对卫生健康系统的重要意义，并呼吁全国政府和全球卫生系统要意识到护理人员的价值和潜力，给护理人员提供更多的资源和支持。另外，还有研究根据9个欧洲国家300家医院的护理人力资源报告发现，根据患者与护理人员的比例，护理人员每增加照顾1例患者，患者病死率便可能增加7%；同时，拥有学士学位的护理人员每增加10%，就可能使患者病死率下降7%。提示我们未来应在权威机构牵头下开展全国范围的研究，加强护理人力资源数据收集、分析和使用，提高卫生行政部门、医疗机构、公众对于护理人力资源及结构配置重要性的认知，增加护理人员及护理教育投资，促进相关政策制定。

（三）有效创建护理安全文化

患者安全文化是一个不断发展的概念，目的在于预防医疗事故和维护患者安全。而护理安全文化是评价护理质量，识别、预防差错事故的重要手段，已成为促进护理安全的重要举措和新的理念。我国护理安全文化的建设仍处在探索阶段，但更新护理安全理念、建立完善安全文化管理和测评制度、加强交流和沟通这几方面对护理安全文化的建设被证明有积极的意义。因此，护理管理者要积极倡导安全文化，调动护理人员的积极性，主动上报不安全事件；构建护理安全文化氛围，畅通护理缺陷的上报系统，使被动性的事后分析护理差错的模式转变为主动汇报潜在隐患，有利于尽早发现不安全因素；调动护理人员积极主动地参与护理安全管理，从根源上预防护理差错，从而有效排除护理安全隐患。

（颜　哲　刘　静）

第 2 节
患者安全目标

一、患者安全概述

患者安全是一门卫生保健学科,是提供高质量健康服务的基础,这门学科随着日益复杂的医疗系统和医疗机构中患者伤害的增加而出现,其目的在于预防和减少医疗过程中给患者造成的风险、错误和伤害。

二、患者安全目标的发展

2002年,第55届世界卫生大会(WHA)首次对全球应对医疗照护质量和患者安全的需求进行了讨论,会上发布了WHA 55.18号决议,该决议为"医疗照护质量:患者安全",由此,患者安全的重要性得到了许多国家决策者的关注。

患者安全发展至今已近20年,虽然取得了显著进展,但世界各地卫生系统仍面临较多问题。展望未来,英国社会卫生保健国务秘书长认为,需要全球更好地收集和共享患者安全数据,以提升全球对患者安全领域的关注。同时,将指责型文化转向学习型文化,而其实现的唯一办法就是各国共同努力,传播最佳经验。

2019年5月20日,在瑞士日内瓦召开的第72届世界卫生大会上,审议通过了《全球患者安全行动报告》(A72/26)、《全球患者安全行动》(EB144.R12号决议)。该决议正式将每年9月17日定为世界患者安全日,以提高公众意识和参与程度,增强全球认识,推动全球团结互助,并敦促会员采取行动,强化患者安全管理。为支持这一项工作,2020年提出世界患者安全日目标,要求每年提出一个与当年世界患者安全日主题相关的年度目标,旨在卫生保健服务方面实现切实可行、可量化的改进。

世界患者安全日作为全球协作的重要活动之一,能够帮助各国在患者安全方面交流宝贵的经验,并提供加强合作的机会,为进一步减少伤害做出努力,在推动患者安全发展方面具有里程碑式意义。

2020—2021年世界患者安全日目标为促进和改善卫生工作者的安全,包括防止锐器伤、减少工作相关压力和倦怠、改善个人防护用品的使用、促进对暴力伤医行为的零容忍、报告和分析与安全有关的严重事件等六个具体目标。

三、患者安全行动

保证患者安全是在各种环境下提供卫生保健的根本。然而,与卫生保健相关的本可避免的不良事件、错误和风险仍然是全球患者安全的主要挑战,给患者造成了严重的伤害。相关证据表明,低收入和中等收入国家的住院治疗每年会导致1.34亿起不良事件,造成260万人死亡。据估计,高收入国家大约每10名患者中就有1人在接受医院护理时受到伤害。

目前新型冠状病毒肺炎(COVID-19)的大流行也进一步暴露:无论是资源丰富还是资源缺乏的环境,卫生系统在满足日益增长需求的同时,对于确保所提供服务的安全性和质量方面还需要进一步改善。患者安全问题,如个体防护、卫生工作者安全、用药安全和患者参与已成为全球应对COVID-19的重要方向,必须紧急实施患者安全干预措施，以有效应对这一全球突发公共卫生事件，也是为改善今后应对此类事件做准备。

2021年1月21日，第74届世界卫生大会审议了关于2021—2030年全球患者安全行动计划，要求全世界卫生组织总干事于2023年及以后每2年向世界卫生大会汇报2021—2030年全球患者行动计划的实施进展情况，直至2031年。

四、美国患者安全目标

美国医院评审联合委员会（TJC）在2003年针对美国国家患者安全目标，发布了第一份标准清单，之后每年更新一次。2008年1月1日起，美国医疗机构评审国际联合委员会（JCI）规定，所有接受JCI评审的医疗机构，都应执行患者安全目标要求。2020年10月28日，发布了最新的《美国患者安全目标》（2021年，见书末附录一），并于2021年1月1日在以下8种不同类型的卫生保健机构实施，包括门诊、行为健康机构、重症医院、家庭照护机构、医院、实验室、护理中心、诊间外科。

五、中国患者安全目标

我国也在积极响应世界卫生组织世界患者安全联盟工作，中国医院协会从2006年起连续发布《患者安全目标》。2019年版是在历年患者安全目标的基础上，结合当前我国医院质量与安全管理工作实际，使之普适性、简明化、标识化，更具操作性。2020年8月，由中国医院协会主办的2020患者安全核心专家会在重庆召开。会议围绕全球患者安全行动、患者安全目标、疫情后患者安全变化提出患者安全年度重点工作规划并组织专家讨论，并启动患者安全（2021年版）的编制工作，会议要求更多地考虑地级市区县级医院情况，实现患者安全通用性，加强培训和相关标准的制定。2019年版《中国患者安全目标》见书末附录二。

六、患者安全愿景

世界各地的卫生保健机构和组织具有不同的卫生服务水平和改进能力，根据全球水平制定统一的目标来执行是不明智的，需要结合各机构现有的卫生服务水平，科学、系统地制定符合自身的中期目标、长远目标。希望中国乃至世界各地，所有患者在卫生保健中都享有无伤害的权利，每位患者在任何时候、任何地方都得到安全和受尊重的护理。

（徐　立）

第3节
护理不良事件

一、不良事件的概念和分类

（一）定义

不良事件是指伤害事件并非由原有疾病所致，而是由于医疗、护理行为造成患者死亡、住院时间延长，或离院时仍带有某种程度的失能。

（二）不良事件的分级和分类

1. 不良事件分级　国内对不良事件的分级虽有不同，但理念基本一致，依据不良事件的严重程度进行分级。2018年5月18日中国医院协会发布《中国医院质量安全管理》的医疗安全（不良）事件管理的团体标准（T/CHAS 10-4-6-2018），于2018年7月1日正式实施。中国医院协会按事件的严重程度将不良事件分4个等级：警告事件、不良后果事件、未造成后果事件和隐患事件。

（1）Ⅰ级事件（警告事件）：非预期的死亡，或是非疾病自然进展过程中造成的永久性功能丧失。

（2）Ⅱ级事件（不良后果事件）：在疾病医疗过程中因诊疗活动而非疾病本身造成的患者机体与功能损害。

（3）Ⅲ级事件（未造成后果事件）：虽然发生错误的事实，但未给患者机体与功能造成任何损害。

（4）Ⅳ级事件（隐患事件）：由于及时发现错误，未形成事实。

2. 不良事件分类　针对不良事件国际上目前没有统一的分类标准，WHO纳入的不良事件类型包括临床管理、临床过程、文件类、医疗相关感染、药物/静脉输液、血液/血液制品、营养、氧气/气体/蒸汽、医疗器械/设备、行为、患者意外、基础设置/建筑/固定装置、资源/组织管理等13类。美国将严重可报告事件分为7大类29小项，内容涉及外科手术或侵入性操作事件、产品或设备事件、患者保护事件、护理管理事件、环境事件、放射事件、潜在的犯罪事件。英国不良事件主要涉及临床相关、程序相关、行政相关及其他类型。

2017年国家卫生健康委员会医政医管局进行全国医疗质量抽样调查的数据收集、处理分析，根据汇报情况将我国医疗质量安全不良事件分为医疗机构主动署名报告的事件及自愿报告的医疗质量安全不良事件；根据事件类型又将不良事件分为用药错误、输液外渗、操作错误、标本错误、坠床、跌倒、管道滑脱、压力性损伤、烫伤、分娩意外、仪器设备、患者行为及其他。

3. 护理不良事件　护理不良事件是指护理过程中发生的、不在计划中的、未预计到的或通常不希望发生的事件，包括患者在住院期间发生的跌倒、用药错误、走失、误吸或窒息、烫伤及其他与患者安全相关的、非正常的护理意外事件。根据患者致伤程度，护理不良事件分为7个等级。

0级：事件在执行前被制止。

Ⅰ级：事件发生并已执行，但未造成伤害。

Ⅱ级：轻微伤害，生命体征无改变，需要进行临床观察及轻微处理。

Ⅲ级：中度伤害，部分生命体征有改变，需进一步临床观察及轻微处理。

Ⅳ级：重度伤害，生命体征明显改变，需提升护理级别及紧急处理。

Ⅴ级：永久性功能丧失。

Ⅵ级：死亡。

二、护理不良事件管理

《中国医院质量安全管理》中医疗安全（不良）事件管理的团体标准（T/CHAS 10-4-6-2018）要求医疗机构需要有不良事件管理制度，制度需要包括不良事件的概念范畴、组织体系、分级分类、报告处理原则与流程、持续改进机制和考评激励措施等相关内容，有专职部门实施常态化管理，有专职的不良事件管理员。

（一）护理不良事件的处理流程

目前我国护理不良事件多采用逐级上报的报告流程，发生护理不良事件后，立即采取补救或抢救措施，妥善保管相关记录、标本及相应药品、器械，当事人立即报告值班医生、护士长和科室主任，护士长报告总护士长，总护士长报告护理部；当事人填写《护理不良事件报告单》，护士长及时对事件进行调查，组织科室内讨论，分析现存的问题和潜在的风险因素，提出相应的改进措施。护理部组织相关科室及管理部门成员对事件进行讨论，定期跟踪改进措施的落实情况，见下页流程。

由于报告流程比较复杂，需要填写多项材料，保密性要求较高，且耗时较长，因而临床实施起来较困难。信息技术具有高效、方便、快捷的特点，能够简化工作流程，提高工作效率，保障信息共享，被广泛应用于医疗护理领域。国内大多数医院已尝试建立护理不良事件网络报告系统，可一定程度上简化报告流程，但目前尚未建立统一的、规范化、制度化的护理不良事件报告系统，以便于不良事件的信息在一定范围内共享，该方面有待于进一步的研究和探索。

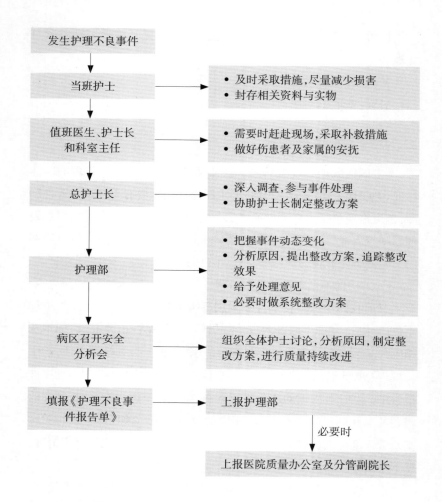

（二）护理不良事件的考评机制和激励机制

相关研究认为，医疗服务行业中，差错事件发生为必然的，无法杜绝差错事件再次发生。但往往医务管理者讨论研究干预中，多采取传统、处罚形式，导致患者安全处于隐患之中。《三级综合医院评审标准实施细则（2011年版）》明确要求，医院要有主动报告护理不良事件与隐患信息的制度，并且要有成因分析及改进机制，针对不良事件有护理风险防范措施。近年来,国内各医院护理不良事件上报制度和系统在逐步改进和完善,由强制性上报不断向鼓励主动上报发展,弱化批评处罚,重点放在不良事件的根因分析、改进提高、效果评价等整改管理工作上,对降低不良事件的发生和影响、提升护理管理质量起到了积极作用。

(段亚哲)

第 2 章

护理不良事件情景模拟案例分析

第1节
皮肤护理

2019年《压力性损伤的预防和治疗：临床实践指南》(第3版)再次指出，医护人员在临床工作中需要重视压力性损伤的预防，及时采取干预措施，做好预防性皮肤管理。压力性损伤不仅给患者带来痛苦，还影响了患者预后，导致患者住院时间延长，同时也增加了医疗机构的负担和卫生资源的损耗。本节通过相关压力性损伤模拟案例，警示护理人员在临床护理工作中，加强皮肤管理，做好预防性皮肤护理，降低压力性损伤的发生风险，保证患者皮肤安全。

案例 1
长期卧床患者发生压力性损伤

一、情景模拟

模拟患者，男性，83岁，因"脑梗死、慢性阻塞性肺疾病、帕金森病"收入院，入院时护士发现患者尾骶部存在2期压力性损伤，表现为一处5 cm×3 cm压红，中间有一处2 cm×2 cm水疱，水疱未破溃，入院后患者压力性损伤危险因素评估为高危。给予患者气垫床减压，建立翻身卡，2小时翻身一次，使用10 cm×10 cm泡沫敷料保护，各班次交接皮肤情况。次日,护士长床边交班时发现患者右肩关节骨突出有一处2 cm×2.5 cm压红,右足跟有一处3 cm×2 cm压红,当即给患者取左侧卧位,30分钟后两处压红未消退,护士评估为1期压力性损伤。护士长询问夜班护士,夜班护士告知夜间巡视病房时,患者右侧卧位熟睡,陪护家属建议暂不翻身。针对患者的情况,护士长指示白班护士在患者右侧压红处放置减压水囊,5日后压红逐渐消退,院外带入的尾骶部压力性损伤经处理也于2周后痊愈。

二、案例原因分析

1. 护士对防范措施落实不到位 对于院外带入压力性损伤的患者,晚班护士只是针对压力性损伤进行处理,并未对患者潜在的皮肤风险进行干预。夜班护士尊重陪护家属的建议暂不翻身,忽视了高危患者翻身的重要性,致使患者夜间皮肤长时间受压,右侧肢体骨隆突处发生压力性损伤。

2. 护士健康教育不到位 患者有陪护人员,但当班护士未向陪护说明翻身的重要性,以及宣教压力性损伤的预防、治疗措施实施的必要性,如果不翻身可能发生什么样的后果等,导致陪护缺乏重视。

三、防范措施

1. 严格落实"七勤"措施 该模拟案例提示护士应严格落实勤观察、勤翻身、勤擦洗、勤按摩、勤更换、勤整理、勤交班的"七勤"措施,进一步预防压力性损伤问题的出现。

2. 减压水囊的应用 该案例主要是由于夜班护士未及时帮助患者翻身,致患者右肩关节及右足跟处出现1期压力性损伤。使用减压水囊进行骨隆突处减压(图1-1),水囊可以随肢体加压而形变,避免局部持续受压造成皮肤损伤。水囊可放置在容易受压的骨隆突处(图1-2),并根据患者体位及时调整水囊位置。

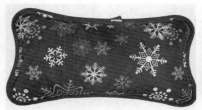

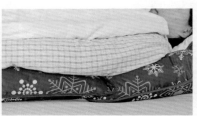

图1-1　减压水囊　　　　　　图1-2　左侧关节骨隆突处使用水囊减压

3. 强化对护士的培训　该案例的发生,警示护士应进一步规范落实压力性损伤管理制度、分级护理巡视制度等,在认真履行各项护理制度的基础上加强护士责任心和慎独精神的培养,规避不良事件的发生风险。同时,护士长定期对护士进行各项护理安全制度的培训,不断提高护士的重视程度和安全意识。

（张　闽）

案例 2

留置胃管患者发生鼻部压力性损伤

一、情景模拟

模拟患者,因"食管占位"入院,入院后次日在全麻下行食管癌根治术,留置胃管及鼻空肠管各一根,术中医护人员用医用胶布将两根导管双固定于鼻翼及耳垂,手术结束当日转监护室治疗。术后第2日转入普通病房,护士每日进行胶布更换固定。术后第5日,护士长查房时发现固定胶布松动、卷边,患者主诉鼻部皮肤疼痛,护士长进一步检查鼻部皮肤,发现受压部位皮肤有0.5 cm × 0.5 cm的2期压力性损伤,表皮已破损。

二、案例原因分析

1. 医用胶布材质不合适 该患者固定导管的材料为白色普通医用胶布(图2-1),该胶布的弹性差,且胶布的周边容易出现卷边,为防止胶布固定不良,护士在贴胶布时进行人为加压。

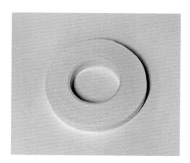

图2-1 白色布胶布

2. 胶布固定方式不科学 护士采用交叉固定方法将胶布固定在患者鼻翼处,这种固定方式导致胃管直接压迫鼻部皮肤,对鼻翼处皮肤产生较大压力,易引起压力性损伤。

3. 未定期观察局部皮肤 护士虽然按照导管固定管理要求每日更换一次胶布,但更换过程中并未进行皮肤观察,疏于对局部皮肤的交接和监测,致使出现压力性损伤。

三、防范措施

1. 选择合适固定材料及采用改良螺旋固定方法　该案例的发生主要是由于固定使用的胶布材质不透气、无弹性，且交叉固定的方式对鼻部皮肤产生较大刺激，进而导致患者鼻部出现压力性损伤。可使用弹性柔棉宽胶布固定此类导管，该类胶布具有透气性强、不易过敏、对局部皮肤压力小、黏性强等优点。将胶布制作成"P"形贴（图2-2），同时使用螺旋固定方法进行固定导管（图2-3），减少胃管对局部皮肤的压力，有效预防局部压力性损伤等问题的发生。

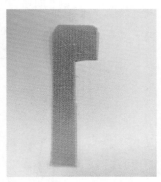 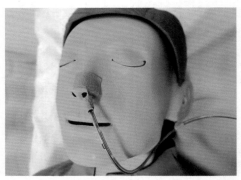

图2-2　"P"形贴的制作　　图2-3　螺旋固定方法固定导管

2. 建立胃管固定操作的标准化流程并强化培训　根据改进的固定方法，制定胃管固定的标准操作流程，将鼻部皮肤评估纳入操作其中，并规范固定方法，将固定频率调整为按需更换，以确保胃管得到有效固定，也能预防局部皮肤压力性损伤的发生。同时，应将建立的标准化操作流程纳入科室不同能级护士培训计划，定期对护士进行培训与考核，以改善护理质量。

3. 将胃管固定情况纳入护士长日常督查内容　将胃管固定情

况、鼻部皮肤完整性等纳入护士考核内容,并将胃管固定的材料选择、固定方法、鼻部局部情况纳入交接班内容。护士长定时督查,确保护士将培训内容落实于日常工作中,查漏补缺,加强改善。

(周 云)

案例3

无创通气患者发生面部压力性损伤

一、情景模拟

模拟患者,89岁,因"慢性阻塞性肺疾病急性加重"收入院,根据病情给予无创呼吸机辅助通气治疗。患者既往有糖尿病、高血压病史,入院后压力性损伤风险评估为高危。夜班护士巡视时,患者血氧饱和度维持在95%～97%,呼吸、脉搏、血压平稳。护士再次嘱患者不可随意移动面罩。次日早晨患者诉鼻部疼痛,护士发现面罩佩戴过紧,取下面罩后发现面罩内的皮肤潮湿,鼻梁部2 cm×1 cm皮肤压红,形状同面罩鼻部外形相似,判断为1期医疗器械相关的压力性损伤。家属告知护士,半夜患者曾自行取下面罩,后家属帮助其佩戴,家属由于担心面罩漏气紧扣头带。

二、案例原因分析

1. 护士对高风险患者评估及预防不及时 患者入院时压疮风险评估为高危,且患者在使用无创呼吸机辅助通气过程中,存在面部皮肤潮湿、温度较高、面罩佩戴过紧等危险因素,护士未加强重视,使用呼吸机后也未对患者进行重新评估,给予预防措施,致使患者出现压力性损伤。

2. 护士巡视不到位 晚夜班护士巡视患者生命体征平稳后,未再查看面罩使用后的皮肤情况和头带松紧度。患者自行取下面罩后护士并未发现,说明护士巡视内容不全面,重点环节监控不到位。

3. 护士宣教不到位 当班护士对患者实施无创呼吸机辅助通气治疗后,未向患者及家属详细说明无创呼吸机辅助通气的目的及注意事项、使用加压面罩预防压力性损伤的重要性,致使出现患者随意脱下面罩及家属自行协助佩戴的情况。

三、防范措施

1. 建立无创呼吸机辅助通气患者护理操作标准流程 该案例中患者属于压力性损伤高危人群,晚夜班护士未动态评估患者皮肤情况和及时落实预防性措施,最终导致患者鼻面部压力性损伤的发生。参考相关文献,建议科室应建立无创呼吸机辅助通气患者鼻面部皮肤管理标准流程(图3-1),定期对护士进行操作培训,并纳入专科护理操作常规工作中,以确保患者安全。

2. 完善无创呼吸机辅助通气患者巡视管理内容 对于无创呼吸机辅助通气的患者,规定护士在认真履行分级护理制度的基础上完善巡视管理要求,明确巡视无创呼吸机辅助通气患者时应关注的内容,包括常规巡视内容(神志、体温、心率、呼吸、血压、血氧饱和度、皮肤颜色及心理状况等)及呼吸机辅助通气患者的重点巡视内容(呼吸机通气参数、呼吸机运行状态、管道衔接、面罩使用情况等),要注重观察面罩下皮肤情况,应至少每4小时检查面罩下皮肤的完整性,查看皮肤有无潮湿、水肿、压痕、发红等,及时给予减压措施。如果出现异常,应及时汇报并给予正确处理。

3. 加强患者及家属健康教育 护士健康教育不到位可能会导致患者夜间自行取下呼吸机面罩。在使用无创呼吸机辅助通气治疗期间对患者及家属做好重点宣教工作,包括:① 使用前讲解呼吸机使用的目的,可能发生的不良反应,指导并协助患者在有管道和面罩的情况下翻身。② 使用呼吸机的过程中,嘱患者不能自行移开面罩,有任何不适及需求及时告知医护人员。③ 待病情稳定,遵医嘱可以进食后,指导患者在用餐或饮水时脱去面罩,改为鼻导管吸氧,脱机时间视病情而定。④ 加强对陪护者压力性损伤护理防治的指导,一旦出现异常情况及时告知医护人员。⑤ 在巡视过程中查看患者及

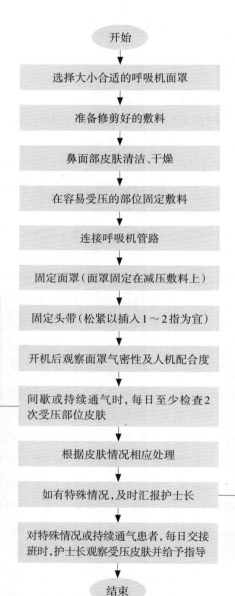

图3-1　无创呼吸机辅助通气护理操作标准流程图

陪护对于宣教内容的掌握情况,不妥之处予以正确示范并纠正,直至完全掌握。

4. 预防性皮肤保护措施 临床护士应根据压力性损伤高危人群皮肤情况为其选择合适的敷料,以进行皮肤的保护:① 水胶体敷料修剪后应用,护士根据患者面部轮廓将水胶体修剪成中空形,中空部位露出口鼻,边缘宽于面罩;剪好后贴于患者的鼻梁部、面部两侧受压处及下颌部(图3-2)。使用期间护士至少每日评估一次患者皮肤情况,敷料保留3日左右,若出现敷料污染、固定不良等情况时及时更换。② 无黏性泡沫敷料鼻部减压垫的应用,护士根据每位患者情况,将无黏性泡沫敷料裁剪成大小合适的类三角形(例如,宽、厚、长分别为0.5 cm、3 cm、7 cm)(图3-3),贴于患者鼻梁部。敷料的外形发生变化、破损、错位、松动或过湿时应及时更换,最长使用时间不超过7日。应用预防性敷料并非一劳永逸,使用期间仍需要定期进行皮肤评估。

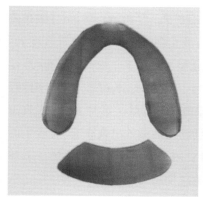

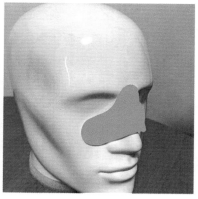

图3-2 修剪后的水胶体敷料　　图3-3 无黏性泡沫敷料鼻部减压垫

(张金梅)

案例 4

会阴部失禁相关性皮炎并发压力性损伤

一、情景模拟

　　模拟患者,因"糖尿病足"收入院。患者体形消瘦,体质指数(BMI)为17.8 kg/m²。入院时患者尾骶部皮肤完整伴多处色素沉着,皮肤易压红。由于患者足部疼痛,故床上活动度小,护士为其翻身时,极其不配合。血液检验结果示:白蛋白32 g/L,前白蛋白200 mg/L。遵医嘱予以肠内营养液康全力1 000 ml/d,采用营养泵以40 ml/h持续胃管注入。持续肠内营养后第10日患者出现腹泻,4~6次/日,色黄、质稀。留取粪便标本结果示:球菌比例大于杆菌,提示菌群失调,肛周出现皮疹。第13日,护士交接班时发现患者肛周皮肤潮红,面积约5 cm×5 cm,表皮完整。护士长查看皮肤后指示使用鞣酸软膏涂抹肛周,每次便后需清理干净,保持干燥,降低肠内营养液泵入速度为20 ml/h。第15日,潮红面积仍有扩大,为10 cm×8 cm伴散在破溃,报告医生后遵医嘱予以蒙脱石散止泻并暂停营养液胃管注入。护士长查看皮肤,发现患者使用的尿垫上加用了一块棉质尿布,这样虽然避免了皮肤与尿垫的直接接触,但依旧达不到透气的作用,嘱护士立即撤除尿垫并予以碘伏外涂破溃处皮肤。第17日,患者腹泻情况仍未见明显好转,且红疹颜色加深,破溃处出现渗液,患者主诉疼痛明显,护士了解得知患者近日食用了家属准备的猪蹄汤。第18日,患者臀裂顶点出现2 cm×2 cm的2期压力性损伤。

二、案例原因分析

　　1. 护士对失禁相关性皮炎(IAD)的潜在风险评估不够　责任护士对患者的皮肤损害进行了必要的处置,但对其腹泻早期会阴部皮肤干燥处理不及时,没有在第一时间及时擦拭粪便,导致粪便与皮肤接触时间较长,从而导致患者会阴部皮肤完整性持续受损。

2. 针对性预防措施不到位 患者发生腹泻后,责任护士在尿垫表面加用了棉质尿布,尽管一定程度上可以避免患者皮肤与不透气的尿垫直接接触,但不透气的尿垫不能保持患者会阴部皮肤干燥,且受湿的棉质尿布依旧会刺激皮肤。此外,患者大小便清理过程中采用厕纸擦拭,易磨损皮肤,应该采用按压吸附水样便的方式,可通过吸附肛周粪渣来清理。护士采用湿巾纸进行擦拭,但之后没有保持干燥,也没有每次都采用鞣酸软膏等油性药膏外涂保护。

3. 饮食宣教不到位 虽然护士对患者及家属进行了饮食宣教,但家属依从性不够,未认识到正确饮食的重要性,说明护士对饮食宣教不到位。

三、防范措施

1. 规范IAD患者皮肤管理 科室梳理并制定皮肤管理的预案,包括准确评估与判断、积极预防和处理、认真交接班。护理措施一定要预防在先,准确评估IAD高风险患者,及时给予预防措施。一旦发生失禁,立即请造口伤口专业护士会诊,遵医嘱使用止泻药物,清理大小便后,每次都需要采用油性药膏外涂保护以预防粪水持续刺激局部皮肤。杜绝使用任何不透气的尿垫,减少IAD高危因素。IAD一旦发生,需要尽快修复皮肤,医护共同制定方案并规范用药。规范IAD处理方式,包括:① 及时用温水清理大小便;② 温氯己定(洗必泰)溶液清洗有皮炎的部位;③ 纱布或柔软毛巾吸干水分;④ 外喷细胞生长因子(待干);⑤ 外涂酮康唑乳膏或鞣酸软膏;⑥ 彻底暴露局部皮肤,保持干燥。将IAD患者的皮肤护理作为重点交班内容,班班交接。

2. 规范IAD患者体位摆放 无禁忌证者给予90°翻身,做好患者的宣教,说明翻身的重要性和必要性,取得患者的充分理解和配合。翻身前仔细梳理管道,防止牵拉。翻身时至少2人同时操作,避免拖、拉等动作,防止因剪切力或者摩擦力造成局部皮肤进一步损伤。翻身后做好易受压部位皮肤的保护,如耳廓、肩部、肘部、髋部、膝部、外踝处等,避免压力性损伤的发生。充分暴露肛周、会阴部皮肤,给予氧疗、烤灯交替使用(注意安全)。具体详见图4-1、图4-2。

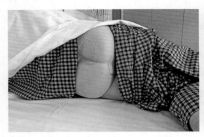 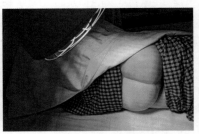

图4-1 　90°翻身结合氧气疗法　　　图4-2 　90°翻身结合烤灯照射

3. 加强培训与考核　加强对IAD护理的理论和操作培训。将体位摆放、基础护理措施的落实、皮肤预防与护理措施等相关内容纳入优质护理服务质量自查考核并制定考核标准。护士长和质控负责人定期检查,并将考核结果纳入奖惩机制。

（王　　园）

第 2 节
导管护理

　　《中国患者安全目标》(2019年版)将提升导管安全列入其中,建议通过建立管路安全管理制度、风险评估与监测流程,要求严格落实非计划性拔管风险防范措施和积极进行应急预案演练,同时健全管路事件上报机制等,从而不断提升患者管路护理安全。本节从临床常见管路事件着手,编写了一系列模拟案例,警示护理人员提高对患者管路安全的重视程度,确保临床患者导管安全。

案例 5
意识障碍患者非计划性拔除胃管

一、情景模拟

　　模拟患者,94岁,因"肺部感染、左侧脑梗死后遗症"收入院。入院时患者意识障碍,生活自理能力评估为重度依赖。导管滑脱危险因素评估为导管滑脱高危患者。入院后遵医嘱予以约束带约束患者双上肢,留置胃管,能全力1000 ml持续鼻饲泵泵入1次/日,营养支持治疗。一日,晚夜班护士行床边交接班时发现该患者双上肢约束带约束过松且肢体活动频繁,鼻翼上固定胃管的胶带有卷边。夜班护士计划床边交接班完成后再重新约束肢体及更换鼻翼上胶带。10分钟后当护士携带相关物品再次来到患者床边时，发现患者已自行将胃管拔除。观察患者生命体征平稳，无呛咳、无血氧饱和度下降和呼吸困难等不适症状，听诊肺部无明显湿啰音。经评估后遵医嘱予以重新留置胃管，改用约束手套约束并妥善固定。

二、案例原因分析

1. 约束带约束过松　双上肢约束带约束过松致使患者双上肢尤其是手腕部及躯体的活动空间过大，因此患者虽然上肢处于约束状态，但仍可将胃管拔出。

2. 未选择合适的约束工具　患者意识障碍时往往较烦躁。使用常规约束带约束，不能有效控制患者手指的活动。因此，在约束带约束较松的情况下，患者能将头部歪斜至靠近手部的位置，用手将胃管拔除。

3. 护士发现问题后处理不及时　护士在行床边交接班时已发现该患者双上肢活动频繁且约束带过松，却未及时将约束带调整至最佳约束状态，也未及时更换固定胃管的胶带，进一步增加了非计划性拔管发生的可能性。

三、防范措施

1. 选择合适的约束工具且固定适宜　约束前要对患者的个体情况做好评估，对于烦躁不安的患者改用约束手套约束。使用期间为避免患者手指无法自主运动导致手指的僵硬或不适，专人看护时可将患者的手拿出，帮助患者做手指关节的运动。使用的约束手套需大小合适，手腕部固定松紧以能伸进一指为宜。给患者佩戴好手套后将手套固定带妥善固定于床栏上。约束过程中定期（每小时）查看患者手指末端血运情况，查看后及时将手套边缘的拉链拉好，避免手指外露将管道拔出。

2. 优化胃管固定用材料　查阅文献发现，水胶体敷料具有更好的透气性、较强的弹性及自黏性，与普通胶布相比，可以有效提高患者的舒适度和固定的牢固性，且防水防菌。具体方法：将水胶体敷料剪成"裤"形、"Ⅰ"形、"一"字形（图5-1），分别固定在鼻翼、面部、耳垂三个部位。操作前注意先用温水擦净皮肤，避免皮肤上油脂较多影响固定效果（图5-2）。

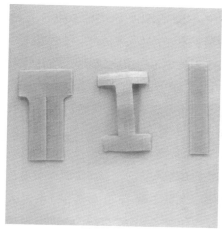 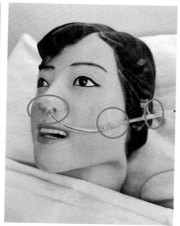

图5-1　"裤"形、"Ⅰ"形、"一"字形水胶体敷料　**图5-2**　水胶体敷料固定胃管后的效果

3. 巡视时发现问题要及时处理　护士对意识障碍、烦躁不安、有拔管倾向的患者要进一步加强风险防范意识，加强巡视。发现问题要及时做出处理，避免因为处理不及时而导致安全事故的发生。

（沙亚莉）

术后麻醉未清醒患者非计划拔除胃管

一、情景模拟

模拟患者,因"消化道穿孔,直肠切除术后"收入院,入院后在全麻下行直肠上段切除术+结肠造瘘术。20:30患者手术结束由手术室转入监护室,入监护室时患者麻醉未清醒,呼吸机辅助通气,留置胃管并持续胃肠减压。责任护士为新入职护士。20:50护士于治疗室配置晚间输液时,患者出现烦躁不安,左手挣脱约束带后拔除胃管。责任护士立即汇报医生,医生查看患者病情后,嘱加大镇静药物给药速度,暂不重新置入胃管,并告知护士密切观察患者肠蠕动及造口袋排气情况。次日,患者神志清楚,病情平稳,经主诊医生查体后嘱不留置胃管,继续观察患者病情。

二、案例原因分析

1. 护士对患者术后镇静评估不及时 该模拟案例中,患者入监护室后镇静药物减量处于苏醒不完全状态,致使患者出现烦躁、不安等表现。护士未及时再次对患者进行意识状态评估,且未正确评估镇静药物使用剂量及速度是否符合该患者镇静要求,从而造成患者非计划性拔管。如果护士及时进行意识评估,并遵医嘱及时调整镇静药物剂量及速度,此模拟事件完全可以避免。

2. 患者约束措施实施不到位 患者约束带固定过松导致手部约束无效,且约束工具的选择不适合。

3. 护士未妥善固定胃管 该责任护士在接班时未检查及更换胃管固定方式和加强胃管固定,导致患者容易将胃管拔出。

三、防范措施

1. 科学选择约束工具　为预防非计划拔管及减轻患者约束时的不适,科室配置多种形式的约束用具(图6-1),并对所有人员进行约束工具相关培训。科学选择约束工具,可以提升约束的有效性及安全性。

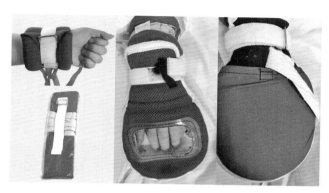

图6-1　约束带和约束手套

2. 规范科室胃管固定方法　具体方法为:鼻部固定采用"人"字法(图6-2)、面颊固定采用"工"字法,耳部使用宽胶布贴于耳廓上方。三个部位固定完成后使用系带将胃管固定。

3. 加强护士对术后患者镇静效果的评价　该案例中,科室护士对患者镇静效果评价不足,针对这种可能性,科室制定了ICU患者镇静、镇痛剂使用记录单(图6-3),以督促护士及时对患者镇静效果进行评估,并定期全员培训,提高护士对药物使用效果评价的正确性。

（吉小雨）

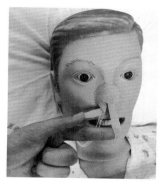

图6-2　鼻头部"人"字法固定胃管

ICU患者镇静、镇痛剂使用记录单

床号：＿＿＿　姓名：＿＿＿　科室：＿＿＿　住院号：＿＿＿　日期：＿＿＿　诊断：＿＿＿

时间	SAS评分	瑞芬太尼		右美托咪定		丙泊酚						签名	医生签字
		剂量	流速(ml/h)	剂量	流速(ml/h)	剂量	流速(ml/h)	剂量	流速(ml/h)	剂量	流速(ml/h)		

1. 镇静-躁动评分（SAS评分）
1分 不能唤醒：对恶性刺激*无或仅有轻微反应，不能交流及服从指令。
3分 镇静：嗜睡，语言刺激或轻摇动可唤醒并能服从指令，但又迅即入睡。
5分 躁动：焦虑或身体躁动，经言语指示可安静。
7分 危险躁动：拉拽气管内插管，试图拔除各种导管，翻越床栏，攻击医护人员，在床上辗转挣扎。

2分 非常镇静：对躯体刺激有反应，不能交流及服从指令，有自主运动。
4分 安静合作：安静，容易唤醒，服从指令。
6分 非常躁动：需要保护性束缚并反复语言提示劝阻，咬气管插管。

3. 医生调整剂量需填写时间及确认签字。

2. 使用镇静药物需每小时评估一次，并记录。
* 恶性刺激：指吸痰或用力按压眼眶，胸骨或甲床5秒。

图6-3 ICU患者镇静、镇痛剂使用记录单

案例 7

气管插管患者气管套管外套管部分脱出

一、情景模拟

模拟患者,因"双声带麻痹"收入院,入院后在全麻下行气管切开 + 双侧喉返神经探查修复术。术后第 6 日晚间,护士做生活护理时发现患者气管套管系绳上有较多干涸的血渍,系绳因伤口肿胀消退变松。随后护士准备为患者更换气管套管系绳。在松开旧绳系新绳时,患者因咽部有痰,出现剧烈咳嗽,导致气管套管外套管部分脱出,患者出现呼吸困难、气急、面色通红、发绀。立即呼叫主班护士和管床医生,经评估后嘱患者采取平卧位,吸氧 4 L/min,备气管切开包、立灯、吸引器等急救物品。同时给予心电监护,示心率 120 次 / 分,血压 150/90 mmHg,呼吸 32 次 / 分,血氧饱和度降至 88%。医生赶至床边后,准备重新放置气管套管时,发现气管切开护理包内的套管与患者气道不匹配无法置入,立即嘱护士取备用套管,同时用无菌钳轻插入气管切开处予以开放气道,将氧气流量调至 6 L/min,直至重新放置气管切开套管成功。患者经处理后呼吸困难缓解,面色转红,血氧饱和度升至 96%,其他生命体征也逐渐恢复正常。

二、案例原因分析

1. 护士更换气管套管系绳时单人操作　　更换气管套管系绳时,如果单人操作,需要一手拿镊子,另一只手拿套管系绳,在此情况下无法固定外套管。一旦患者颈部活动幅度过大,或因痰液等刺激诱发咳痰时,容易造成脱管,引起呼吸困难或窒息。

2. 护士没有及时向主班护士汇报患者情况　　此案例发生在晚间,辅助班护士发现问题后未及时汇报主班护士,自行操作。辅助班护士通常为低年资护士,缺乏临床急救能力,突发情况处理经验不足。

3. 科室未制定规范的更换套管系绳操作流程　更换气管套管系绳操作看似简单,但是如果操作不当,很容易造成脱管。由于科室未制定相关内容的急救操作流程,护士未进行规范的培训和考核。

4. 科室针对性急救物品未准备到位　目前临床上配备的抢救车容量有限,一般均为医院统一必备的通用急救物品及药品,缺少耳鼻喉科专科抢救物品,而且此类物品多分散放置,若出现危急情况,护士很难在短时间内备齐所有的急救物品。

5. 科室床边交接班内容不全面　该模拟案例发生在术后第6日,患者颈部伤口肿胀消退,系绳相对比较松散,责任护士交接班时未对患者系绳的松紧度进行评估,各班护士床边交接班时也未引起重视,交接内容不全面,查看不够仔细。

三、防范措施

1. 规范更换气管套管系绳的操作流程及培训考核方案　该情景模拟案例发生的主要原因是没有统一的操作流程。为预防因更换系绳造成脱管的安全隐患事件发生,科室应该规范相关操作流程,建立更换气管套管系绳操作流程及考评标准并制定具体的培训考核方案。做到全员培训,人人过关。并将此操作纳入科室专科护理技术操作规范中,规定该操作应由护师以上职称的护士操作,年轻护士辅助完成。

由于部分患者需终身置管,所以家庭护理也非常重要,更换气管套管系绳也是家庭护理中一项非常重要的内容。操作流程培训对象不应仅局限于科室护士,还应该包括患者家属。因此,科室应将更换气管套管系绳操作列入科室常规健康宣教内容,在气管造口带管患者出院前,对家属进行培训并考核,考核不合格者列入当日交接班内容,由责任护士继续培训,直至考核合格。

2. 设立更换气管套管系绳专用箱,并建立相应的管理制度 该模拟案例在进行应急救治时,由于物品放置分散,给抢救带来诸多不便,针对此种情况科室应设立气管造口专用急救箱(图7-1),放置于换药室专用柜内,使

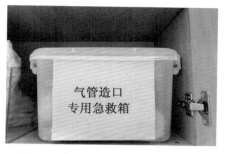

图7-1 备用的气管造口专用急救箱

相关急救物品可充分暴露在医护人员的视野中,便于取用。急救箱内含血管钳、无菌纱布、棉签、碘伏、6～12 mm各型号气管套管、吸痰管、氧气装置、50 ml注射器(图7-2)。参照医院抢救车管理制度,建立专用急救箱清点消耗登记本,平时用封条封存,在边上悬挂"应急

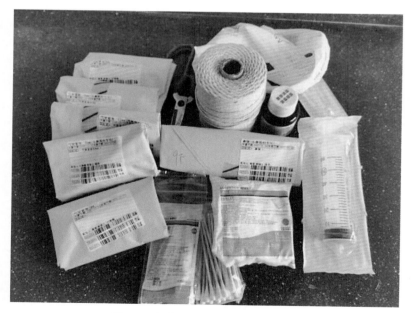

图7-2 气管造口专用急救箱内物品

专用"的红色警示标识牌,如有消耗及时补充并双人核对后,签字封存,每月最后一个工作日办公室护士开箱查对每一样物品,护士长核对后签名封存,近6个月有效期时,箱内物品贴上绿色标签,以示提醒,防止过期。

3. 完善科室无缝隙交接班管理制度 此案例的发生原因还在于白班护士和晚夜班护士交接班时,没有交接套管系绳的松紧度及清洁情况。晚班护士在床边交接班时也未仔细查看,责任心不足,交接班流于形式。科室应完善交接班流程,白班护士提前30分钟将病区患者概况发布于护士工作交流群内,以便于晚班护士提前了解病区管理及患者病情。晚班护士提前15分钟接班,除常规核查外,还需认真查看气管造口专用急救箱等是否在位处于备用状态。床边交接班时仔细查看每一位患者,尤其是危重症患者,各类管道、伤口、生活护理、床单位、床边仪器设备、巡视单等,提高护士安全意识。

(周蓉珏)

大面积烧伤患者术中翻身时发生导管滑脱

一、情景模拟

模拟患者,因"烧伤(热蒸汽,弱酸),96%总体表面积,Ⅱ～Ⅳ度"收入院。入院后在全麻下行双上肢切削痂,全身多处扩创术。患者术前留置胃管、气管切开套管、尿管、右颈内静脉导管、右股动脉导管,术中双上肢切痂后创面留有负压伤口引流管3根。术中患者后躯干切痂时,需翻身,翻身后巡回护士发现右颈内静脉导管脱出约3 cm,右股动脉导管打折导致动脉压不准。询问麻醉医生告知其只注意到气管切开套管的固定及术中麻醉药的微泵使用,未关注其他导管,外科医生只关注翻身床的使用和术中肢体的固定,巡回护士仅关注患者各部位的功能位摆放及输液架的更换方向。结果导致翻身后患者右股动脉导管回抽不畅,有创压力监测不准。同时,固定右颈内静脉导管的贴膜移位,右颈内静脉导管脱出约3 cm。

二、案例原因分析

1. 患者术中翻身时,工作人员分工不明确　翻身床使用时需要麻醉医生2名,手术医生4名,巡回护士1名。为患者行术中翻身时,工作人员位置及分工不明确。

2. 翻身床使用后,工作人员观察重点不明确　医护人员对使用翻身床患者的管道是否正确摆放观察不仔细,防压、防滑脱措施落实不到位。

三、防范措施

1. 规范术中翻身床使用流程　大面积烧伤患者手术时,翻身是其中的重要环节。翻身床的使用是一项专业性很强的操作,使用过程中要规范、科学、安全,既要充分暴露手术视野,又要保证各管路安全通畅,同时肢体需处于功能位。科室应制定翻身床使用规范,明确翻身床使用过程中各人员站位及职责分工(图8-1),操作结束后,即刻检查各类导管在位情况,确保患者翻身安全。

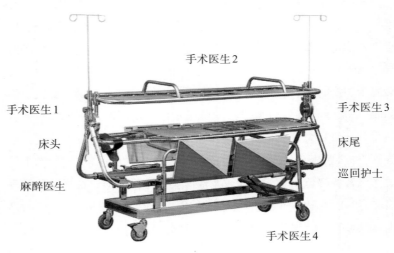

图8-1　使用翻身床为术中患者翻身时医护站位图

2.建立手术患者术中防管道滑脱表(图8-2)　为确保患者翻身后各导管通畅在位,科室应制定术中翻身前后防导管滑脱表,翻身前后均由手术医生、麻醉医生、巡回护士三方人员共同核对表内各类导管数量、部位、置管深度、在位情况、固定情况等项目,确认无误后由巡回护士签名、签时间。

手术患者术中翻身前后管道防滑脱表

手术房间_____ 姓名_____ 住院号_____ 日期_____

管道名称	数量	部位	置管深度	是否检查完善	特殊情况
胃肠营养管					
气管导管					
外周静脉导管					
中心静脉导管（包括PICC）					
动脉导管					
伤口引流管					
留置尿管					
其他导管					
巡回护士签名					

备注：请在翻身前检查各种管道是否在位，固定是否良好，翻身前是否放置妥善，检查完毕后请在空格内打√

图8-2 手术患者术中翻身前后管道防滑脱表

（曹中荣）

案例 9

腰椎手术患者术后谵妄险致伤口引流管滑脱

一、情景模拟

模拟患者,因"腰椎间盘突出症"收入院,自诉帕金森病史,口服多巴丝肼、盐酸普拉克索后症状控制可,入院后在全麻下行腰椎后路椎板减压植骨融合内固定术。术后当日患者神志清,可正常交流,带回伤口引流管 2 根,夜间未眠,术后第 1 日白天患者处于睡眠状态,21:00 患者出现情绪不稳、胡言乱语等谵妄表现。值班护士询问后发现患者手术当日及次日晨均未服用抗帕金森药物,报告值班医生后,医生下达常规剂量药物口服医嘱,遵医嘱指导患者口服抗帕金森药物,密切观察患者的症状,向家属说明可能造成的危害,并告知其加强看护。21:53 护士巡视时发现患者手抓伤口引流管后及时制止,报告值班医生,征得家属同意的情况下遵医嘱给予约束带约束患者双上肢,予以地西泮 5 mg 口服后患者情绪渐稳并入睡。

二、案例原因分析

1. 护士对患者病情掌握不全　责任护士对患者病情掌握不全,未充分了解患者既往病史、用药史,未及时与医生沟通患者自带药物使用情况,导致患者术后因未及时服用抗帕金森药物而出现病情变化,又因患者手术当日一夜未眠致其睡眠作息紊乱,增加了谵妄发生概率。

2. 护士未预见性地为患者使用约束　患者出现情绪不稳、胡言乱语等症状时,护士未及时对患者导管滑脱风险进行评估,虽告知家属危害性,但未采取具体的预防措施。

3. 特殊患者交接不清　对于服用特殊药物患者未进行重点交

接班,导致晚夜班护士不了解患者用药史,未进行充分评估。

三、防范措施

1. 组织护士进行科室非常规用药和非常见疾病专项培训　该模拟案例的发生提示护士要加强对科室非常规药物和病种的理论学习和培训,通过查询资料、邀请专科医生,组织对科室人员进行抗帕金森药物和相关护理知识专项学习,充分了解药物作用机制、注意事项、护理要点。科室每年制定学习计划时,应根据平时遇到的护理问题及时调整学习计划,遇到新问题时组织护士进行晨会讨论,安排专人上课,进行讲解,共同学习,拓展知识面,确保患者的生命安全及临床护理工作的安全。

2. 交接制度的完善和强化培训　该模拟案例警示责任护士应全面了解所分管床位患者的情况,降低住院患者的安全风险。在认真履行分级护理制度的基础上,在科室设立的"特殊交班本"上对患者的特殊情况进行重点交班,以便其他护士及晚夜班护士及时了解患者特殊病情。同时加强护士责任心教育,提高护士发现问题、解决问题的能力,以确保患者安全。

3. 明确动态评估的重要性　护士妥善固定导管,当患者意识状态发生改变时,根据实际情况,及时准确评估患者导管滑脱危险因素,根据评估的结果及时采取相应的护理措施。发现患者出现拔管倾向时,报告医生,征得家属同意并签署知情同意书的情况下,予以保护性约束带,必要时使用约束衣,以确保患者安全。

（陈　尧）

案例 10

鼻空肠管冲洗不到位造成堵管

一、情景模拟

模拟患者,因"重症急性胰腺炎"收入院,入院后在X线下行鼻空肠管置入术,以鼻空肠管辅助患者肠内营养支持及调节肠道菌群、抑酶、降血压及降血脂等药物鼻饲治疗。置管第9日,晚班护士在给患者肠内营养液封管时,发现冲管阻力大,但并未采取措施。次日早晨辅助班护士鼻饲药物前,未纱布过滤药渣,鼻饲时护士发现给药不畅。主班护士得知后立即用20 ml注射器回抽,回抽出絮状黏稠液少许,多次尝试生理盐水脉冲式冲管均无效,遵医嘱采用5%碳酸氢钠注射液20 ml封管静置4小时后,鼻空肠管恢复通畅状态。

二、案例原因分析

1. 对新护士专科操作培训力度不够　新护士未熟练掌握鼻空肠管的护理,给药前未充分研磨药物,致使颗粒较大、药物不完全溶解就进行鼻饲,增加堵管的风险。

2. 晚夜间当班护士工作不到位　护士单独值班时,特别是晚夜班,未严格遵医嘱执行鼻空肠管的冲管流程。在发现鼻空肠管不通畅的情况下,未及时按流程处置,也未及时汇报。

3. 交接班制度未认真落实　交接班时,护士一般只注重评估鼻空肠管是否妥善固定在位,而未评估是否通畅。

三、防范措施

1. 加强鼻空肠管相关理论和操作培训　为防止该模拟案例的

发生,护士长组织学习专科护理常规和鼻空肠管护理知识。患者长期经鼻空肠管给药,需遵医嘱执行冲管流程,预防药物残渣在管道长期累积导致堵管。强调在为患者进行经鼻空肠管给药前需要充分研磨并充分溶解药物,护士长定期对科室护士进行考核,加强监督,一旦发现有堵管倾向,应立即采取措施,降低鼻空肠管堵管的发生率。

2. 病情交接中增设鼻空肠管冲管项目　为加强各班次护士核查制度的落实,预防堵管。在重症急性胰腺炎SBAR模式病情交接单中增设鼻饲冲管项目,每班护士根据查检表例行检查,提醒护士执行冲管操作。

3. 完善监护室护理交接班流程　为进一步加强安全教育,在院内护理交接班制度的基础上,根据患者疾病特点,制定科室鼻空肠管交接班流程(图10-1),并强调在交接班中无论鼻空肠管是否在使用肠内营养均需要确定其是否通畅。同时护士长定期督查,促进和提高护士执行查对制度规范流程的自觉性,确保临床护理工作的安全。

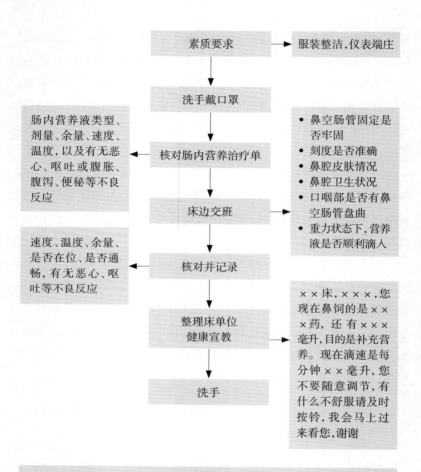

注: 重力状态下, 营养液是否顺利滴入是指当100 ml肠内营养液距离患者鼻尖高度为60 cm时, 根据营养液滴速判断鼻空肠管是否堵塞: 正常情况下营养液重力滴速 ≥ 60滴/分; 部分堵塞时, 营养液重力滴速在20～59滴/分; 完全堵塞时既不能滴入营养液, 也不能抽出管腔内容物

图10-1 鼻空肠管留置患者交班流程

(陈 翠)

案例 11

腰椎术后伤口引流球无负压致椎管内血肿

一、情景模拟

模拟患者，因"腰椎间盘突出症"收入院，入院后在全麻下行腰椎后路椎板切除减压植骨融合内固定术，于20:00安返病房，伤口置负压引流管，给予吸氧、心电监护、抗感染等治疗。术后患者生命体征平稳，四肢活动恢复正常，双下肢肌力5级。24:00晚夜班交接班时，夜班护士发现患者双下肢不能抬离床面，评估肌力为1级，询问患者双下肢感觉减弱。查看伤口引流管与负压引流球链接不紧密，引流球已鼓起，未呈负压状态，术后4小时引流量共计20 ml，伤口敷料外观有较多鲜红色渗血。夜班护士当即判断该患者存在神经受压的可能并迅速报告值班医生。值班医生通过查体初步诊断为伤口血肿压迫神经致双下肢感觉运动减弱，立即完善术前准备，急诊行血肿探查清除术，患者术后肢体功能逐渐恢复。

二、案例原因分析

1. 导管护理不到位　护士床头交接班及巡视病房流于形式，未认真查看患者各管道是否在位通畅，管道各连接处有无衔接不紧密的现象。

2. 健康教育不到位　护士忽视了健康教育的重要性，未向患者及家属强调负压引流球的注意事项，以及调整卧位时的注意事项。

3. 未关注引流球负压的评估　护士责任心不强，对患者术后伤口引流球的负压评估不全面，如引流液量、颜色、性质、引流是否通畅、引流球是否处于负压状态、是否需要倾倒等。

三、防范措施

1. 伤口引流记录单的设置和管理制度的建立 该案例主要是由于值班护士病情观察不到位、交班不仔细引起的。为规范引流管及负压引流球的管理，预防此类事件发生，科室设计了伤口引流记录单（图11-1），内容包括手术的日期、时间、引流部位、引流量及颜色，要

<h2 style="text-align:center">伤口引流记录单</h2>

科室_____ 床号_____ 姓名_____ 诊断_____

日期	时间	部位	负压大小	引流总量	左伤口	右伤口	颜色	备注

注：① 如有冲洗量请记录在备注栏内。② 默认单位为"ml"。③ 一律用蓝黑笔填写。

图11-1 伤口引流记录单

求对于所有术后带引流管的患者必须建立伤口引流记录单并悬挂于床尾(图11-2),既方便护士在巡视时记录,也方便医生查看24小时引流量。责任护士向患者及家属详细讲解记录单的用途。

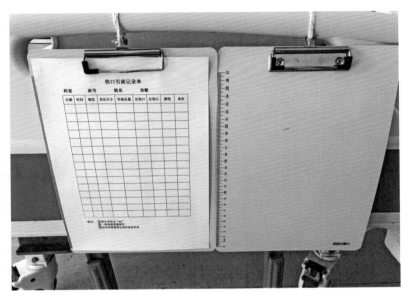

图11-2 伤口引流记录单悬挂床尾

2. 优化术后伤口引流管流程(图11-3) 针对该模拟案例出现的情况,科室优化伤口引流管护理流程,进一步避免模拟情况的出现,确保患者术后引流管的护理安全。

3. 科室巡视管理制度的完善和强化培训 该模拟案例,警示护士应进一步规范病区巡视及病情观察管理,降低住院患者的安全风险。在认真履行分级护理制度的基础上完善巡视管理要求,明确不同患者巡视时应关注的内容。交接班时,护士全面巡视病房及患者,详细了解患者的生命体征、病情、治疗、护理、管道等状况,交接清楚。巡视时发现病情变化及时通知医生,并及时处理。

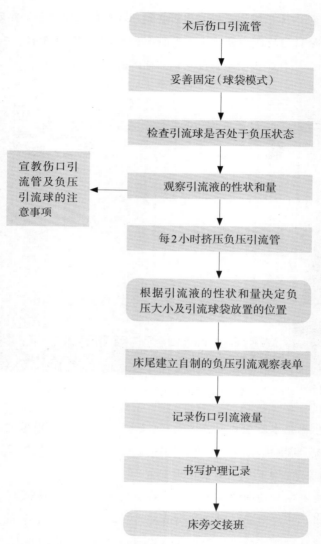

图11-3 术后伤口引流管护理流程图

（陈红梅）

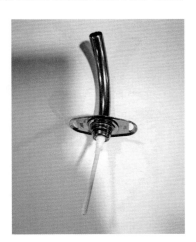

案例 12

使用无菌棉签封堵金属气管导管误入气道

一、情景模拟

模拟患者,因"舌癌"收入院,入院后在全麻下行舌癌扩大根治术+气管切开造口术,术后2周口腔内伤口恢复良好,水肿基本消退,气道功能恢复,主治医生评估后拟行气管造口处金属气管导管封堵试验。医生将1根医用棉签的棉球顶部缠绕胶布后,插入金属气管导管内套管中,棉棒折断并外露3 cm,实现内套管封堵(图12-1),恢复患者经口鼻呼吸通路。封堵8小时后,患者主诉喉部有痰咳不出,呼吸急促,家属急忙将内套管中的棉签取出,慌乱中竟将棉签折断,家属紧急呼叫护士,当班护士立即赶到床边,迅速将内套芯拔出,开放气管造口通道,协助患者经气管造口处咳痰,从而避免了折断后的棉签误入气道内导致患者出现生命危险。

图 12-1 一次性棉签封堵气管内套管

二、案例原因分析

1. 气管造口处封堵材料选择不当　目前临床中并没有与金属气管套管匹配的封堵器材,在实施封堵试验时,医生可选用纱布、棉签、木塞、注射器等材料实施封堵,该模拟案例中,医生选用棉签进行气管造口处封堵试验,存在一定安全隐患,同时易污染,易脱落,密封效果可能并不理想,还存在棉签折断误入气道的风险。

2. 护士健康教育不到位　当进行气管造口处封堵试验后,护士应告知患者及家属如有痰液咳不出,应及时告知护士及医生,由医护人员操作取出封堵物或进行吸痰,以便及时清除气道中的痰液。患者及家属不可自行操作取出棉签,否则会因操作不当造成棉签折断甚至误入气道等,给患者带来更大的风险因素。

三、防范措施

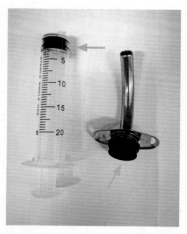

图12-2　用注射器橡皮塞替代棉签封堵套管(箭头所指为橡皮塞)

1. 选择与金属气管套管端口匹配的封堵材料　该模拟案例主要是由普通医用棉签进行气管造口处封堵试验引起的,为防止此类不安全事件发生,病区护士根据常用套管型号(8号或9号)选用20 ml无菌注射器活塞头端的橡皮塞,通过无菌操作将注射器活塞头端的橡皮塞取下,并将凹面嵌套于内套管的周边,橡皮塞内径与内套管外径大小吻合(图12-2),不易脱落和误入气道,且密封效果好,不漏气,具有安全性、便捷性。

2. 加强对护士的培训　该案例可能与护士健康教育不到位、安全意识不够强相关。因此,科室规定每班交班时告知患者及家属,切不可自行操作,如有问题及时告知,以避免患者安全隐患发生。

3. 制定突发异物误入金属气管套管的应急处理流程　科室根据异物误入金属气管套管临床情景制定了突发异物误入金属气管套管的应急处理流程(图12-3),以提高护士应急救治能力。

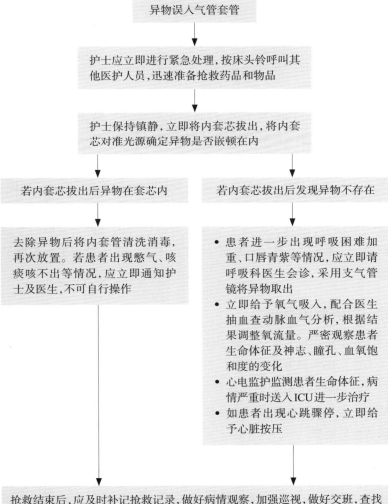

图12-3 突发异物误入气管套管的应急处理流程图

（寇阳丹）

案例 **13**

静脉输液患者巡视不到位致静脉留置针堵管

一、情景模拟

模拟患者,诊断为"下肢动脉硬化闭塞症",20：00在局麻下行左下肢动脉造影＋支架成形术,术后安返病房,带回静脉留置针1根,贴膜卷边,护士使用胶布固定,未予以更换。晚班护士21：00遵医嘱给予患者生理盐水100 ml+兰索拉唑30 mg保护胃治疗。22：15,护士巡视到该病房时发现患者及家属均已入睡,而静脉输液导管里面药液滴空,静脉血回流至静脉留置针软管内。护士立即给予抽回血,发现回抽受阻,无回血,液体滴不进。给予患者更换静脉留置针。

二、案例原因分析

1. 护士巡视不到位 对于静脉输液患者,护士巡视不到位,且护士不能正确掌握患者输液量。

2. 静脉留置针固定方法欠妥 患者静脉留置针贴膜卷边,导致针尖在血管内来回移动使血小板凝聚在导管尖端或受损部位引起静脉留置针堵管。

3. 缺少有效的辅助工具评估液体滴入情况 该案例中,患者是在晚上手术结束后回到病房输液的,此时患者及家属已经处于疲惫状态,精神欠佳,无法一直查看液体滴注情况;晚班护士人数有限,工作繁忙,有时无法及时查看患者的液体。上述情况均可导致液体滴空不能及时被发现,易引起静脉留置针堵管,甚至空气栓塞等不良事件。借助其他先进输液报警装置预防液体滴空的方法值得思考。

三、防范措施

1. 加强巡视，设计并使用新的液体余量汇总表　护士加强输液患者巡视，护士长做好督查。同时为增强对患者输液情况的了解，护士积极思考，设计并使用新的液体余量汇总表（图13-1）。每次巡视病房时，晚夜班护士填写液体余量汇总表，内容包括时间、液体名称、输液速度（滴/分）、余量等。从液体余量表中，护士可以了解到病区所有患者输液情况，估算输液大概结束时间。输液时间（h）=［液体总量（ml）× 点滴系数/每分钟滴数 × 60（min）］。

2. 妥善固定静脉留置针　使用透明无菌贴膜以穿刺点为中心，妥善固定静脉留置针。对于卷边、松动的输液贴膜及时给予更换，防止针尖移位、活动，刺激静脉壁。同时将静脉留置针Y管迂回固定，且肝素帽位置应略高于针尖位置。

3. 临床应用输液报警器　为防止患者液体滴空，病区护士使用输液报警器（图13-2），供患者输液时使用。使用时，轻捏输液器报警器一端将其夹在输液管上，按开关键听到开机提示音后进入检测状态，同时绿灯闪烁，当输液报警器所夹部分输液管内无液体时，报警器发出报警，同时红灯闪烁，输液完毕后，按开关键，关机提示灯灭，报警器停止工作（正面观按键结构见图13-3）。它适用于各种材质、颜色、透明度的输液导管。输液报警器的使用不仅大大缩减了人力，又保证了患者输液的安全。

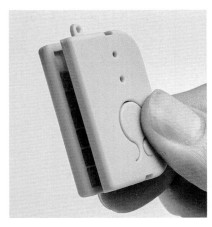

图13-2　输液报警器

科室患者输液情况汇总表

日期：　　　　　　　班次：　　　　　　　当班护士：

时间	床号	姓名	请在符合的项目后打勾			滴速（滴/分）	余量（ml）	输注完毕（打√）
			晶体	胶体(非血制品)	血制品			

图13-1　患者输液情况汇总表

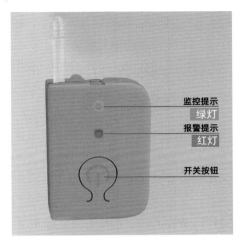

监控提示 绿灯

报警提示 红灯

开关按钮

图13-3 输液报警器指示灯与开关

（李 蓉）

第3节
给药护理

2017年3月29日，WHO发布了第三项全球患者安全挑战——用药安全，呼吁未来5年内将所有国家严重、可避免的药物相关的伤害减少50%。给药错误通常被认为来源于5个"正确"给药过程的失效：正确患者、正确药物、正确时间、正确剂量及正确的给药途径。本节从每个失效过程出发，编写模拟案例，进一步警示护理人员临床给药安全的重要性。

案例14
护士宣教不到位险致给药途径错误

一、情景模拟

模拟患者，因"慢性胰腺炎"收入院，入院后拟在局麻下行内镜下逆行性胰胆管造影术（endoscopic retrograde cholangiopancreatography，ERCP）。手术当日上午，医生开具术中带药医嘱（吲哚美辛栓100 mg，纳肛），护士随后将吲哚美辛栓提前发给患者，并告知此药为手术前用药，但未向患者及家属详细宣教吲哚美辛栓使用的时机、方法和作用，当护士再次巡视病房时，发现患者已将吲哚美辛栓外包装拆开并欲放入口中吞服,被护士立即阻止。

二、案例原因分析

1. 术中用药不应提前发给患者 病房护士应在患者被接送到内镜中心前,将吲哚美辛栓随病历资料等一并交给转运卫勤人员,同时与内镜中心医务人员做好交接,不应提前发放给患者,否则患者误服药物可能引起不良后果。

2. 责任护士宣教不到位 责任护士对药物认识不到位,宣教未予以足够重视,没有详细向患者或家属宣教介入手术术中药物的注意事项,尤其是药物使用方法、使用时机、使用途径,而险致吲哚美辛栓给药途径错误。

3. 吲哚美辛栓药物标签备注不醒目 目前药房配送的吲哚美辛栓100 mg标签为常规统一设置,特殊给药途径药物无明显标识,同时字体过小,对于老年患者来说无法看清标签所写内容。从护理管理的角度分析,需要对患者携带至内镜中心的吲哚美辛栓的标签进行改进。

三、防范措施

1. 规范术中带药发放流程 针对模拟案例中存在的问题,进一步规范科室术中带药流程。对于术中需要使用的外带药物,患者的术中用药应登记在患者自备药品登记本上,不可将药品直接发给患者自行保管。介入手术当日病区护士与卫勤中心转运人员做好药物交接,卫勤人员将药物携带至内镜中心并与操作护士做好交接。所有过程严格按照手术安全核查规范落实并记录。

2. 优化吲哚美辛栓的给药标签 为了规范药品的管理,杜绝此类事件的发生,对原有的标签(图14-1)进行优化,药物标签上另标注"纳肛给药、严禁口服"的醒目标识,并将字体加大加粗(图14-2),尤

×××病区	×××病区
×床　×××	**纳肛给药，严禁口服**
吲哚美辛栓	吲哚美辛栓　100 mg　纳肛
规格：100 mg/粒	床号/姓名：×床　×××
每次100 mg　共1枚	ID号：×××××××××
纳肛	

图14-1　原有的药品标签　　**图14-2　改进后的药品标签**

其便于老年患者及时了解该药品使用方法。标签上注明床号、姓名、ID号、药名、剂量及用法。

3. 加强护士术前宣教的力度　内镜介入手术前，护士应向患者做好相关宣教，包括携带药物的名称、作用、特殊性、注意事项及配合要点等。科室在原有的手术宣教处方上，增加吲哚美辛栓的使用方法，保障用药安全。同时，加强对护士的培训，利用生产会、晨会时间，采取多形式教育来提高护士的安全护理意识，不断提高护士业务素质，以促使护理安全行为的养成，有助于消除安全隐患。

（童　倩）

案例 15

更换液体前治疗室拿取液体错误

一、情景模拟

　　模拟患者, 5 床, 王某, 在全麻下行手术治疗后于 11 : 00 返回病房。11 : 10 医生为其开具 10 袋静脉输液用药物。14 : 00 护士长在 5 床所在房间查房时, 刚巧碰到护士拿了一袋液体 (0.9% 氯化钠输液 500 ml+10% 氯化钾注射液 10 ml) 走到 6 床患者床边准备为其更换液体。由于护士没有在床边核对纸质版医嘱, 护士长打断护士, 和她一起核对患者的医嘱。核对信息后发现, 该袋液体并不是 6 床患者的, 而是 5 床患者王某的。向患者解释后, 护士返回治疗室, 重新拿取正确的药物核对后为患者更换。经过护士回忆, 错误的液体是从 6 床输液篮筐内拿取的, 但拿取后没有在治疗室核对, 也没有到患者床边再次核对。事后护士长帮助护士共同分析, 原因可能是 5 床患者术后静脉液体过多, 准备班护士把所有液体摆放入一个输液篮内, 由于输液篮过浅, 5 床的液体自行掉入 6 床输液篮内, 而护士取液时没有及时核对, 差点发生给药错误。

二、案例原因分析

　　1. 未认真执行查对制度　查对制度要求, 执行注射、输液、服药等治疗必须严格执行"三查七对"。该责任护士在治疗室拿液体时没有与医嘱本核对, 将液体拿到患者床边时也未及时与床边的纸质版医嘱进行核对。如果加强核对, 此事件可以避免。

　　2. 液体摆放不合理　准备班护士摆放液体时, 在发现单个患者液体袋数量过多时, 未准备两个输液篮存放液体, 液体袋过多堆积在一起, 才导致一袋液体掉入旁边患者的输液篮筐内。

3. 存放液体的输液篮选取不合适　目前多数科室使用的输液篮过浅（图15-1、图15-2），当液体过多时，液体容易掉落在旁边的输液篮内，容易导致护士错拿液体，给患者的生命安全带来隐患。

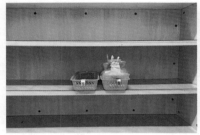 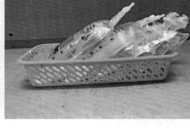

图15-1　旧输液篮正面　　　　　　图15-2　旧输液篮侧面

三、防范措施

1. 输液篮的改进　为防止该模拟案例的发生，护士长改进了病区使用的输液篮，将原来的输液篮改为前低后高、方便拿取的近似梯形的输液篮（图15-3）。同时，科室领取了多种颜色的输液篮，用颜色来区分不同组的患者（图15-4），以防因近似床号数字带来摆错液体的情况，比如23床和33床等。为防止因液体太多，出现摆放过满的情况，科室增备了多个无床号的备用输液篮。

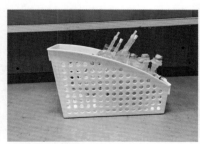 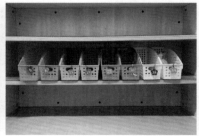

图15-3　新输液篮侧面　　　　　　图15-4　新输液篮正面

2. 强化培训核心制度　为进一步加强安全教育,警示护士应进一步强化培训查对制度,降低住院患者给药的安全风险。在认真履行查对制度的基础上,完善输液管理要求,明确查对制度中的重点关注内容,包括操作前、操作中、操作后的检查,并进行仔细核实。同时加强对护士的理论培训和考核,培养护士及时发现安全隐患的能力,加强护士责任心教育,避免液体错拿、漏拿,甚至是换错液体等事件,以确保患者的生命安全及临床护理工作的安全。

3. 加强查对制度落实情况的督查　在日常工作中,护士长加强对护士查对制度落实情况的随机督查,以制度规范严格管理,防止护士只是将查对制度说在口头,而未落实于临床工作。在落实给药安全培训考核的同时,加强临床监管力度,促进和提高护士执行查对制度规范流程的自觉性,确保临床护理工作的安全。

（吴从从）

案例 16

静脉药物配置过程中胰岛素剂量计算错误

一、情景模拟

某日,在医院静脉药物集中调配中心(简称静配中心)加药仓内,李护士带教张护士配置静脉用药。张护士在静脉营养大袋配置过程中,将诺和灵 R 30 IU 误换算成 7.5 ml,未经李护士核对,直接配置完成静脉营养大袋。李护士看见张护士使用 20 ml 注射器抽取诺和灵 R,询问后发现问题,立即汇报护士长,并在双人核对下重新配置该静脉营养大袋。

二、案例原因分析

1. 护士未严格执行高危药查对制度 张护士在独立配置营养大袋时,没有严格执行查对制度。胰岛素属于高危药,在抽取胰岛素时张护士未进行双人核对,忽视了双人核对的重要性,致使出现配置错误的情况。

2. 带教教员未做到放手不放眼 在带教过程中,李护士应适当给张护士一些动手实践的机会,但要做到放手不放眼。李护士放松带教要求,导致张护士胰岛素换算错误,抽取剂量错误。

3. 岗前培训未重点强调特殊药物的配置 护士长在培训中没有重点强调营养大袋中准确加入胰岛素的重要性,因而未引起护士的足够重视。

三、防范措施

1. 制定常用胰岛素剂量与容积换算表,并加强培训 为防止此模拟案例的发生,科室制作了常用胰岛素换算表(表16-1),便于护士操作过程中快速换算及核对。同时将换算表制作成海报张贴在静配中心加药仓内,方便护士配药过程中随时进行查验核对。

表16-1　常用胰岛素换算表

商品名	规　格	常规剂量换算
诺和灵R	10 ml:400 IU	4 IU=0.1 ml
常见剂量换算(普药)	常见剂量换算(TPN)	常见剂量换算(TPN)
6 IU=0.15 ml	20 IU=0.5 ml	50 IU=1 ml+0.25 ml=1.25 ml
8 IU=0.2 ml	30 IU=0.75 ml	60 IU=40 IU+20 IU=1 ml+0.5 ml=1.5 ml
10 IU=0.25 ml	40 IU=1 ml	

注意: 使用容积(ml) = $\dfrac{使用剂量(IU)}{4\ IU} \times 0.1\ ml$。

2. 增加输液标签上胰岛素剂量的警示标识　输液标签上没有对高危药物、非整支药物等做出标识,因此无法对护士起到警示作用。经过科室与信息科的沟通,将静配中心的输液标签进行改进。对于非整支药物、高危药、化疗药、营养大袋等采取斜体字下方横线标识,同时在调配人员签字确认的位置上采用双人签名的格式,即核对者/调配者(图16-1)。

3. 采用信息化进行双人核对　静配中心可与信息科沟通开发信息系统,采用信息化进行双人核对,每位药物配置护士一台手持终端计算机扫描仪,每次使用时需使用自己的密码才可

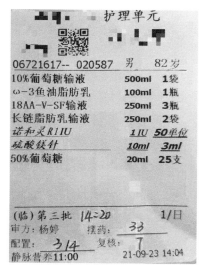

图16-1　改进后的输液标签

以登录。操作者在配置时用本人的扫描仪扫描输液标签上的二维码，如需双人核对时，需用第二人的扫描仪再次扫描，才能完成双人核对。若未经第二人核对扫描，出仓后第三次扫描就无法完成操作。如此操作方可避免特殊药物没有经过第二人核对出现配置问题。

（范益生）

案例 17

临时禁食患者仍常规注射胰岛素后延误检查

一、情景模拟

模拟患者,因"2型糖尿病"收入院,预约次日行胃镜检查,夜班护士6∶30遵医嘱常规对该患者进行胰岛素皮下注射治疗。执行注射后,护士在书写交班记录过程中,发现该患者需禁食行胃镜检查。护士再次查对医嘱,注射单上未停止胰岛素注射医嘱。护士立即汇报医生,嘱患者按时按量进食早餐,向患者说明情况,做好心理疏导,取得谅解,并及时联系胃镜室改约检查时间,同时持续动态监测血糖情况。

二、案例原因分析

1. 医护沟通不到位　护士发申请单前未及时告知医生次日患者行胃镜检查,需禁食并暂停次日晨间胰岛素使用。

2. 缺乏规范的特殊检查护理流程　关于需禁食检查患者的护理规范强调不够,未制定规范的护理程序,尤其针对特殊检查需禁食的老年患者,缺乏有效沟通。

3. 护理宣教落实不到位　护士未落实好患者检查前的宣教,患者不知晓禁食情况下不可进行胰岛素注射,在护士操作前并未提出疑问。

三、防范措施

1. 加强医护之间的沟通　进一步加强医护之间的沟通,针对应用降糖药物治疗而需禁食检查的患者,应尽早与医生进行沟通,及时调整或暂停执行降糖药物医嘱,同时做好交接班工作,确保患者住院期间治疗用药安全。

2. 规范特殊检查护理流程 制定相关特殊检查的护理流程,次日检查需禁食的患者,护士在发放检查单前汇报医生,及时调整或停止降糖药物的使用医嘱,并在交班本上做好交班记录,三班交接。发放检查单时做好宣教指导,当日检查前再次确认是否有效执行,做到三个时刻的督查,从源头上防范类似事件。

3. 进一步加强患者宣教 发放检查单时,护士要向患者做好检查前宣教,包括检查的项目、地点、特殊性、注意事项及配合要点等。设计免早餐及其他特殊检查的提示牌(图17-1)以辅助宣教,护士在发检查单同时将提示牌放置于患者床头柜上,对护患双方起到提醒和警示作用。在当日检查前夜班护士需再次巡视病房,确认是否有效执行。

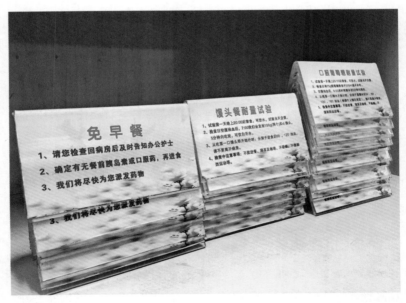

图17-1 免早餐等提示牌

(吕 专)

案例 18

患者服用免疫抑制剂医嘱剂量错误

一、情景模拟

模拟患者,因"尿毒症"收住入院,入院后在全麻下行同种异体肾移植术,术后予以每日2次(7:00、19:00)他克莫司胶囊3 mg口服,用于预防排斥反应。某日晚班护士携带口服药单发放药物,患者当即对他克莫司胶囊剂量提出疑问。患者主诉,主治医生晚查房时告知其他克莫司胶囊口服剂量调整为2 mg。护士立即暂停药物发放,核查电子医嘱单,发现医嘱中他克莫司胶囊的剂量已更改为2 mg每日2次。晚班护士立即联系白班护士,了解到是由于办公班护士处理完医嘱未及时更改口服药单,导致医嘱与口服药单剂量不一致,准备班护士未仔细核查医嘱及口服药单,也未按正确的口服药剂量摆药。了解事件的详细经过后,晚班护士重新打印口服药单,再次核查医嘱后重新为患者发放正确剂量的他克莫司胶囊,并向患者道歉。

二、案例原因分析

1. 护士未严格遵照工作流程操作　办公班护士核对改药医嘱后,未及时更改口服药单。准备班护士在摆药前又未仔细核查医嘱与口服药单,导致摆药错误。责任护士未查看患者改药医嘱,未与患者进行药物宣教,也未发现医嘱与口服药单上他克莫司胶囊剂量不符,导致晚班护士发药时出现药物剂量错误。

2. 护士未落实查对制度　办公班和准备班护士未仔细核查当班医嘱,晚班护士交接班时也未仔细核查医嘱,导致口服药单未及时更改。办公班、准备班及晚班护士核查医嘱不仔细,导致口服药单与实际医嘱不相符,出现摆药错误。

3. 护士交接班不清　白班护士未向晚班护士交接患者服药情况，晚班护士也未及时询问与核查患者的服药情况。交接不清导致白班护士、晚班护士均未关注口服药单上他克莫司胶囊剂量与实际医嘱不符的情况。

三、防范措施

1. 科室建立特殊药品管理制度　科室建立特殊药品管理制度，要求主管医生于每天16:00前完成当日常规调药医嘱（遇特殊情况在16:00后开具的该类医嘱应与值班护士当面交接）。办公班护士处理完调药医嘱后，应及时更改口服药单，由准备班进行复核。准备班护士与责任护士携带医嘱本共同向患者宣教更新的服药剂量，并在交班记录本上标注，班班交接。晚间需由两名护士至患者床旁核对药物剂量，无误后看患者服药到口，并在口服药单上执行双签名。

2. 设计住院患者治疗一览卡　科室设计住院患者治疗一览卡（图18-1），内容包含患者个人信息、生命体征、血药浓度、免疫抑制剂服药剂量。每次患者检测血药浓度后，主管医生在治疗一览卡上记录更新的血检验值、服药剂量。之后，责任护士携带治疗一览卡及医嘱本，指导和督查患者正确填写《肾移植随访手册》（图18-2）。同时，科内每周开展"正确服用免疫抑制剂"的专题健康教育讲座，以提升患者对药物的识别率，进而培养其服药依从性。

3. 查对制度及交接班制度的完善与强化培训　该模拟案例的发生，警示护士在临床工作中应严格落实查对制度与交接班制度，保障患者的诊疗安全。责任护士应严格执行查对制度，认真查对患者的所有治疗护理操作，交接班时注意详细交接患者的用药情况，接班护士予以复核确认。每月科室会时培训查对及交接班等核心制度，并将其纳入晨会提问计划，加强对护士的培训。护士长每周督查各班

图 18-1 住院患者治疗一览卡

日　期								
术后天数								
体　温								
尿　量								
血常规　血红蛋白								
白细胞								
血小板								
尿常规　蛋白质								
白细胞								
肾功能　肌酐								
血糖								
肝功能　ALT								
总胆红素								
白蛋白								
T 细胞亚群　CD$_4$/CD$_8$								
药物治疗　CsA/FK$_{506}$								
MMF/EC-MPS								
MP/Pred								
ATG/CD$_{25}$/CTX								
五酯								
恬尔心（地尔硫䓬）								
血药浓度								

注: CsA. 环孢素 A; FK$_{506}$. 他克莫司; MMF. 霉酚酸酯; EC-MPS. 米芙; MP. 甲泼尼龙; Pred. 泼尼松; ATG. 抗 T 淋巴细胞球蛋白; CTX. 环磷酰胺。

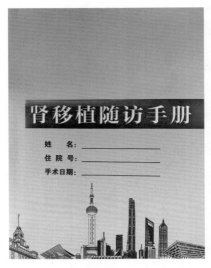

图18-2　肾移植随访手册

护士查对制度及交接班制度的落实情况,杜绝不良事件的发生,确保临床安全。

（周苗苗）

案例 19

血管活性药物输注不通畅导致患者血压下降

一、情景模拟

模拟患者,在全麻体外循环下行二尖瓣置换术,于15∶00安返监护室。16∶00晚班护士与白班护士交接班时,发现患者动脉血压由128/72 mmHg快速下降至95/61 mmHg,晚班护士立即报告医生,检查各类输液管路。检查后护士发现连接盐酸肾上腺素的微量泵延长管路松动,有液体漏出。护士立即更换微量泵延长管,并将管道衔接紧密,患者血压逐渐上升,生命体征趋于平稳。

二、案例原因分析

1. 护士巡视不到位　本案例中,护士巡视患者时,未及时查看各管道连接处是否紧密,因此未发现血管活性药物管道连接松动及漏液,导致血管活性药物输入不通畅,从而引起患者血压下降。

2. 微量泵延长管与三通接口选取不合适　注射器与未带螺纹口的延长管连接,延长管内壁的压力与过频繁的触碰连接处容易致使连接处松动,甚至脱管,致使药物使用的连续性中断。

三、防范措施

1. 严格落实巡视制度　该情景模拟案例,警示护士应加强患者的巡视,及时发现异常情况并从根源上解决问题,对于所有药物的管道一定要确保其连接紧密,标识明显,减少患者的安全隐患。同时,还应加强护士的培训及管理,培养护士及时发现并排除安全隐患的能力,避免巡视不到位情况的发生,以保证护理安全。

2. 改进延长管与三通接口的选取　为防止该模拟案例的发生,

科室改进病区使用的护理工具、患者血管活性药物与中心静脉之间的连接管路采用防脱管的螺纹口注射器（图 19-1）、螺纹口微量泵延长管和防逆流的正压三通接头（图 19-2），三者结合使用可以有效减少血管活性药物通路脱管情况的发生，从而确保药物持续稳定输注，提高心脏术后患者的护理质量。

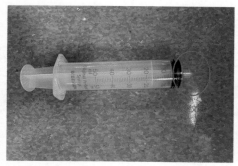

图 19-1 螺纹口注射器

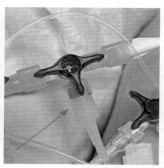

图 19-2 螺纹口微量泵延长管与防逆流正压三通接口

3. 血管活性药物使用时予以粘贴药物标识 由于心脏瓣膜疾病患者术后常常有多路药物通过微量泵给药，为确保护士在血管活性药物更换时的正确性，避免不良情况的出现，科室设计了一套配药粘贴标签和管路连接处的明显药物标识，并将标识用不同颜色加以区分强化，两者分别粘贴于血管活性药物的配药注射器上（图 19-3）和该药物相对应的

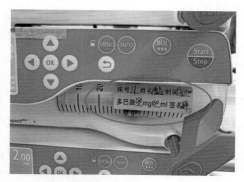

图 19-3 血管活性药物配药注射器标识

三通接口处(图19-4),便于护士在巡视和更换血管活性药物时一目了然,并且正确地从多路通道找到目标药物,确保患者药物持续、匀速输注。

4. 加强对血管活性药物通路的督查 在日常工作中,护士长加强对

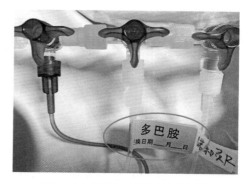

图19-4 药物与三通连接处标识

重点药物通路的随机督查,同时强化晚夜间组长的责任意识,要求组长在责任护士巡视的基础上每4小时加强巡视,同时在科室组长群内汇报当班巡视结果,确保临床护理工作的安全。

(李科欣)

案例 20

患者居家自行注射药物导致用药剂量错误

一、情景模拟

模拟患者,女性,38岁,在生殖医学中心注射促排卵药物进入试管婴儿治疗周期,医生下达医嘱:① 重组人促卵泡激素注射液225 IU,皮下注射1次/日×3日;② 重组人生长激素注射液4 IU,皮下注射1次/日×3日。两种药物均为注射笔,操作方法与胰岛素笔相似。第1日患者在生殖医学中心注射室进行药物注射,但第2日和第3日的药物患者强烈要求回家自行注射,患者告知护士本人有类似药物注射操作的经验,离院前护士再次向患者及家属进行药物注射相关的口头宣教。2日后患者来院复诊,注射护士发现注射笔内实际剩余药物剂量比理论剩余剂量多,询问后发现患者家庭注射时注射笔调整不当,导致注射剂量少于医嘱剂量。

二、案例原因分析

1. 未评估患者回家自行注射的能力　在临床实践中,部分患者会自行回家注射药物以满足长期治疗需要,如胰岛素、抗凝药物等。在允许患者回家自行注射这些药物前,护士应加强注射者的健康教育,并充分评估其回家后自行注射的能力,如果能力不能达到标准的要求,护士应告知患者必须到医疗机构完成注射治疗项目,如评估后已经达到了标准要求,才能让患者在充分知情同意的情况下回家注射药物。本案例中护士未评估患者自行注射的能力,致使患者在家中自行注射错误剂量药物。

2. 健康教育不到位　注射护士需要对初次注射及新增药物注射进行宣教,当注射等待人数多时,护士可能会简化宣教内容,导致健康教育不到位。在宣教的过程中,虽然护士告知患者注射笔的使用方法,但未对其掌握情况进行评估。护士只采用口头宣教进行药物指导,健康教育形式单一,而且采用口头方式宣教时,患者容易遗忘,导致患者无药物指导可遵循。

3. 未建立标准的宣教流程 注射笔的注射方法与一般注射笔不同,注射剂量4 IU,注射笔需要调至40标尺(图20-1),与常规注射药物剂量换算不同,而护士在患者的宣教中,未重点突出此注射笔的使用方法及注意事项,并且患者在就诊过程中需处理大量健康教育信息,容易忽略,护理宣教需从流程上进行改进。

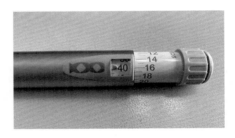

图20-1 注射笔标尺栏

三、防范措施

1. 严把药物居家注射安全关 科室增加注射笔药物使用安全告知,护士向患者强调正确、安全用药的重要性,告知患者院外注射可能存在的风险及不良后果。如无特殊情况,患者尽量来院内完成药物注射,以避免自行注射药物造成剂量错误。

2. 制定注射笔宣教流程 本案例主要是因为注射笔药物注射的特殊性及家属注射操作不当而引起,为此科室制定了注射笔的标准化宣教流程(图20-2)。流程充分考虑患者注射本药物时可能出现的不同情况,进行针对性的宣教。该流程精简,便于执行,确保患者全面接受健康宣教。

3. 拍摄注射笔药物注射视频 考虑大部分患者无医学专业背景,在接受健康教育时容易出现理解偏差或者居家注射时出现意外情况无法正确处理,导致无效注射和(或)错误注射。因此,科室拍

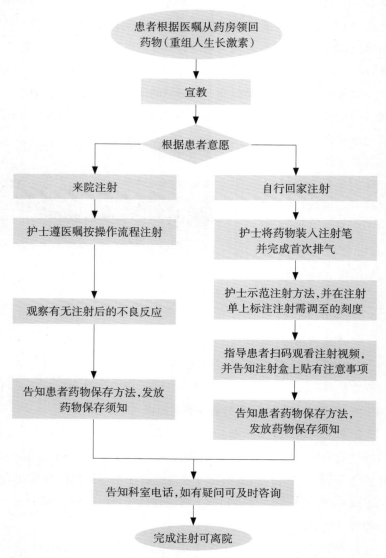

图 20-2　重组人生长激素（注射笔）宣教流程

摄了注射笔的操作视频,为了最大限度地帮助患者理解注射全过程,视频录制采取实景、实物,操作与讲解结合的方式,内容涵盖了药物保存要求、操作前准备、注射操作、操作后用物安全、可能出现的情况及处理办法。同时,将视频转化成二维码(图20-3),贴于注射笔盒上,患者可随时、不限次数扫描二维码观看视频。同时笔盒上附有文字版操作说明,便于患者把握整体的注射过程。

注射笔完整注射操作流程:

人员、物品准备 ⟶ 药装入注射笔储瓶室 ⟶ 消毒瓶口 ⟶ 安装注射针头 ⟶ 排气 ⟶ 调节注射剂量 ⟶ 选择注射部位消毒皮肤 ⟶ 注射 ⟶ 取下针头并处理 ⟶ 注射笔和药水放回冰箱

注意事项:
1. 医嘱中的剂量应与注射时注射笔的调节剂量差10倍。
2. 2～8℃避光保存及运输,禁止将药物放入冰箱冷冻室。
3. 重组人生长激素30 U/瓶:2 U剂量=20刻度。
4. 注射时两快一慢(进针快、拔针快、推药慢)皮下停留5秒。
5. 每次注射完药留在笔内,下次只需更换针头即可使用。更换药物需重新排气。

图20-3 注射笔操作流程及视频二维码

4. 优化人力资源配置 为有效提高健康宣教质量,科室主班护士由2名增配至3名,其中一名为机动班次,负责高峰时段注射人力的补充,缓解注射室高峰时段的工作压力,使之能有足够的时间详细地向患者宣教重组人生长激素的注射方法及注意事项。同时要求护士宣教完毕后由患者演示注射方法,防止细节遗漏或错误,保证患者正确、充分了解注射笔的注射方法。

5. 加强监管督查力度　护士长安排专人每日对注射笔居家使用的患者进行电话回访,关注患者的使用体验,有无注射困难,征求对在院期间护士宣教及注射操作满意度等。在电话回访中增加药物指导回访的相关内容,包括患者对药物的保存、注射的知晓度等。以查促改,压实责任,追溯到个人,多途径管控,使宣教内容条条到点,次次到位。

（洪　毅）

第4节
手术护理

21世纪,手术室中的医源性不良事件仍然是患者术后发病率和死亡率的重要原因之一。2019年中国医院协会提出的十大患者安全目标,强化提出围手术期安全管理。本节编者从围手术期薄弱环节出发,模拟围手术期的不良事件,警示护理人员密切关注围手术期患者的安全,进一步确保患者在手术诊疗过程中的安全。

案例 21
急性气道梗阻术前物品准备不齐全

一、情景模拟

模拟患者,因"喉癌、Ⅲ度喉梗阻"收入院。为缓解患者呼吸困难症状及保证患者安全,拟急诊局麻下行气管切开术,医生立即联系手术室。手术室护士接到通知后,紧急协调手术间。转运过程中患者突然面色发绀、大汗淋漓,手术医生直接将患者推至协调出的手术间。在患者接受紧急气管切开过程中,由于出血量较大,墙壁吸引器无法满足术中需要,巡回护士匆忙准备电动吸引器;手术医生放置金属气管套管时发现型号不合适,立即嘱巡回护士更换一次性气管切开套管,经医护共同努力下患者转危为安。

二、案例原因分析

1. 病房医生与手术室护士对患者的病情沟通不充分 手术室接到病房急诊手术通知后,手术室护士急于协调手术间,简单了解患者的一般情况,未详询具体病情,如喉梗阻的分度等,导致护士对手术难易程度及手术配合的预见性不够,出现物品准备不全的情况。

2. 护士对于专科手术配合缺乏经验 手术室对喉梗阻专科手术护理培训不完善,护士在应对紧急Ⅲ度喉梗阻时经验不足,按常规一般喉梗阻气管切开手术进行物品及仪器设备的准备,缺乏专科紧急情况下的应对能力。

三、防范措施

1. 手术室内设置喉梗阻气管切开箱 手术室为缩短此类手术术前准备时间,避免备物不全造成的忙乱,护理团队设置了喉梗阻专用气管切开箱(图21-1)。箱外粘贴醒目的"喉梗阻气管切开箱"标识,箱内放置气管切开手术所需要的物品,包括:一次性手术耗材(电刀、刀片、缝针等)、止血材料、鼻口咽通气道、不同型号气管插管及吸氧装置(图21-2)。同时为更好地管理箱内各类物品,将物品整理归档,物品管理组人员建立喉梗阻气管切开箱清点单,并注明基数及失效日期(图21-3),每次使用完毕,巡回护士将消耗量汇总,由物品管理组人员进行检查补充,做到专人管理、定点放置。

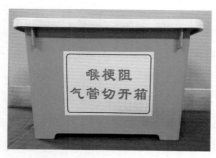

图21-1 喉梗阻气管切开箱

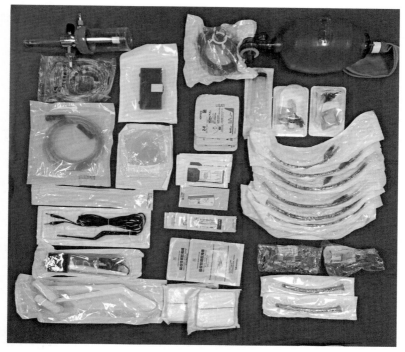

图21-2　喉梗阻气管切开箱内物品

2. 建立紧急气管切开患者的手术配合应急预案　该案例警示管理人员应进一步完善专科手术配合制度,建立紧急气管切开患者的手术配合应急预案(图21-4)。调整手术护士配备,采用双巡回共同配合,明确各护士职责,做到精准化、标准化护理。

3. 开展多元化理论技能的培训　该案例由于护士缺乏对专科知识的了解,导致术前物品准备不到位,增加了手术的安全风险。手术室通过开展多元化教学模式,制定专科培训计划,邀请手术医生讲解疾病理论知识和手术配合要点,利用晨间学习时间进行理论考核,合格率达到100%。情景模拟手术现场,还原各类突发情况,考核护士的应急能力及对急救仪器设备的操作熟练程度。

喉梗阻气管切开箱清点单

物品名称	基数	失效日期	消耗	物品名称	基数	失效日期	消耗
电刀	2			鼻咽通气道 6.5 mm	1		
双极电凝	2			鼻咽通气道 7.0 mm	1		
吸引管	2			鼻咽通气道 7.5 mm	1		
吸引管头	2			口咽通气道 110 mm	1		
消毒刷	1			气管插管 3.0 mm	1		
吸针盘	1			气管插管 3.5 mm	1		
无菌灯罩	2			气管插管 4.0 mm	1		
大纱布 ×10	2			气管插管 4.5 mm	1		
11#刀片	2			气管插管 5.0 mm	1		
23#刀片	2			气管插管 5.5 mm	1		
9×24 角针	2			气管插管 6.0 mm	1		
6×14 圆针	2			气管插管 7.0 mm	1		
1#丝线	2			气管插管 7.5 mm	1		
4#丝线	2			一次性气管切开套管	2		
7#丝线	2			氧气瓶	1		
0088730	2			吸氧导管	1		
VCP784D	2			简易呼吸器	1		
明胶海绵	2			50 ml 空针	1		

图 21-3 喉梗阻气管切开箱清点单

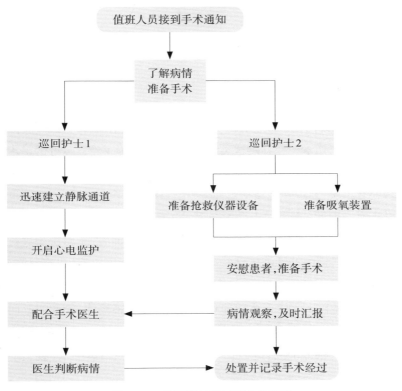

图21-4　喉梗阻气管切开应急预案

4. 加强医护合作，必要时协调麻醉医生参与抢救　由于局麻手术常规未配备麻醉医生，因此巡回护士的责任加重。对于局麻气管切开手术，可提前通知麻醉医生，由麻醉医生进行术前评估，必要时变更麻醉方式。若患者突发病情变化，麻醉医生可及时参与抢救，保证患者安全。

（李　勇）

术中冲洗液更换不及时致手术中断

一、情景模拟

　　模拟患者,因"膀胱肿瘤"收入院,入院后在全麻下行经尿道膀胱肿瘤电切术。在开展这类手术时,通常是为了建立良好的手术视野,需要术中持续冲洗使膀胱处于充分充盈状态。此外,术中电切处有出血,通过冲洗液持续冲洗,也便于快速找到出血点,进行电凝止血。因此,手术护士会配合手术医生将"甘露醇冲洗液"连接电切镜进水口,全速充盈手术区域。手术20分钟后,主刀医生进行电切时因甘露醇冲洗液体已经冲完,发现手术视野不清、出现气泡。如果手术医生经验不足,有切穿膀胱壁,损伤膀胱,致使甘露醇流入盆腔内的危险。手术医生随即呼叫巡回护士更换液体,而此时巡回护士正在准备接台手术的相关事宜,主刀医生只能暂停手术,等待巡回护士更换冲洗液,巡回护士重新排气后医生继续手术,直至手术结束。

二、案例原因分析

　　1. 巡回护士未精细测算冲洗液流速　巡回护士的工作量大、工作内容繁多,容易造成工作疏漏。巡回护士未提前估算甘露醇冲洗液冲完时间,进行其他操作时也未采取措施及时关注冲洗液余量,导致手术暂停,延缓了手术进度。

　　2. 手术冲洗装置落后,影响手术进度　一次性冲洗管路在泌尿内镜手术使用过程中,需专人看护冲洗液余量,也未设置液体报警提醒装置,在巡回护士工作较忙时,极易忽略观察冲洗液余量。

三、防范措施

1. 合理调配护理人力资源,明确工作职责　合理安排手术台次与手术房间,避免单间手术房间手术量过多,造成护士超负荷工作。科室安排一名机动护士,巡视整个手术室,负责手术接台及手术支援,协助处理突发状况,确保各台手术有序进行。

2. 创新发明新型冲洗装置,优化手术配合　为了解决冲洗管路过于落后的问题,手术室护士设计了新型冲洗装置(图22-1),该装置由"Y"形管路、监测报警器、液体存储区、墨菲管、滑轮滴速调节器、排气装置、管路、管路接头、连接软管组成,此装置已获得实用新型专利(专利号ZL 2020 2 2379787.0)。

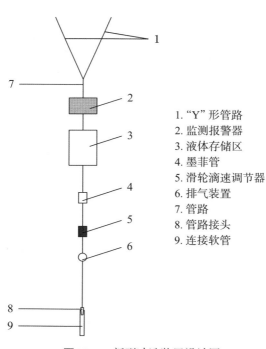

1. "Y"形管路
2. 监测报警器
3. 液体存储区
4. 墨菲管
5. 滑轮滴速调节器
6. 排气装置
7. 管路
8. 管路接头
9. 连接软管

图22-1　新型冲洗装置设计图

　　该装置"Y"形管路用于连接甘露醇冲洗液,监测报警器夹在液体存储区上方,甘露醇冲洗袋内液体流空自动报警,可提醒巡回护士及时更换液体,提示主刀医生液体即将冲洗完毕,注意手术范围视野清晰度,以免造成不必要的损伤。液体存储区为软包装空间为500 ml左右的预留存储区,在"Y"形管连接的甘露醇冲洗完时,可供继续冲洗用。即当前液体输注完毕报警,若巡回护士不在手术间,未能及时更换,也不会影响手术进程,其间再呼叫护士或他人更换冲洗液。墨菲管用于观察冲洗流速或滴速,在手术时需要排空墨菲管内空气。滑轮滴速调节器用于调节液体流速或滴速。排气装置用于管路排气,防止气体从下端连接处进入手术区域影响手术视野。整个冲洗装置管路为腔道软管。管路接头为硬塑料头,用于连接软管,也可以用于连接尿管作术后冲洗用。软管用于连接管路接头和内镜进水口。整个装置不仅可以用于泌尿内镜手术,还可以用于其他手术的术中冲洗。

(薛　庆)

术中高浓度给氧致气道内燃烧

一、情景模拟

模拟门诊患者,因"气管切开后气管狭窄",在静脉镇静麻醉下行支气管镜检查,镜下见气管切开上段肉芽组织增生明显致管腔重度狭窄,予以高频电套圈、电凝等热治疗切除肉芽组织。术中麻醉机管路连接气管切开套管间断给氧(当进行热治疗时,断开麻醉机给氧,予以鼻导管吸氧 2 L/min),术中患者血氧饱和度维持在90%~96%,经过30分钟的治疗,患者狭窄段管腔直径由原先的3 mm 扩大至10 mm,内镜医生告知即将结束操作。麻醉医生遂自行将麻醉机管路连接气管切开套管持续纯氧吸入。在内镜医生最后清理气道即将退镜时,发现狭窄段管腔3点处还需烧灼,要求护士配合治疗,而此时护士未关注氧浓度,麻醉医生也未将呼吸机管路及时断开。当操作医生在踩下电凝脚踏开关的瞬间,发现有黑色烟从气管切开套管内冒出,麻醉医生即刻断开氧源,内镜医生立即撤出支气管镜,嘱护士在气管切开套管内注入生理盐水。支气管镜再次进入气管腔后,见患者气管上段管腔黏膜少量黑色烟灰样物附着,用生理盐水局部冲洗并吸净,并监测患者生命体征正常。次日,支气管镜复查:患者气管上段管腔黑色烟灰样物脱落,黏膜轻度充血、水肿。第4日,支气管镜复查:患者气管上段管腔黏膜未见明显异常。

二、案例原因分析

1. 医护人员操作前未认真核对　热治疗潜在致命性并发症是气道内燃烧,故应避免使用易燃的麻醉气体,吸氧浓度不得超过40%。

内镜医生、护士及麻醉医生在进行热治疗操作前，未核对氧气的浓度，导致氧浓度过高，引起气道内燃烧。

2. 医护人员操作时安全意识不够　操作即将结束时，内镜医生、护士和麻醉医生都放松了警惕，在烧灼气道管腔内最后一处肉芽时，未关注氧浓度变化。麻醉医生自行将麻醉机管路连接气管套管持续给氧后，未留意到操作医生仍需进行热治疗。护士和麻醉医生未在每次行热治疗时关注氧浓度，相互之间缺少沟通，安全意识欠缺，以致气道内燃烧。

3. 多学科合作尚未成熟　麻醉团队进入呼吸内镜中心开展无痛支气管镜诊疗工作，多学科合作初期，与内镜医生、护士操作配合还需要磨合。对于呼吸介入治疗操作相关风险虽已极力规避，但在专业操作、默契合作等方面仍有欠缺，麻醉医生只注意到患者的生命体征，而忽视手术进程，存在一定安全隐患。

三、防范措施

1. 操作流程改进及管理制度的建立　该模拟案例的发生，主要由于医护人员热治疗操作前未进行氧浓度的核对引起，为防止类似模拟事件的发生，呼吸内镜室应要求巡回护士作为监察者，在每一次热治疗操作前，内镜医生、护士及麻醉医生必须执行"time out"，三方核对确认氧浓度调至40%以下或断开麻醉机给氧后，才可进行热治疗操作。

因此，科室制定操作规范，要求在操作前1日，医生必须将次日手术患者所需进行的操作项目提前写在申请单上，并制作《呼吸内镜中心分诊室预约工作表》，热治疗操作项目用红色标记。操作当日，预检台护士将《呼吸内镜中心分诊室预约工作表》打印出来，每个诊室一张，护士按照工作表上的操作项目准备相应的物品。有热治疗项目的诊室，提前告知麻醉医生，注意氧浓度的调节。

2. 加强医护人员的专业培训　科室加强对医护人员的理论培训,定期进行情景模拟训练(图23-1),做到内镜医生、护士和麻醉医生三方密切配合,避免一切引起并发症的不利因素,确保手术顺利进行。同时,为了加强学科之间沟通,邀请麻醉团队加入每日病例讨论,共同制定手术及麻醉方案,提炼手术重点和难点,以提高医护人员的操作安全意识,降低操作安全风险。

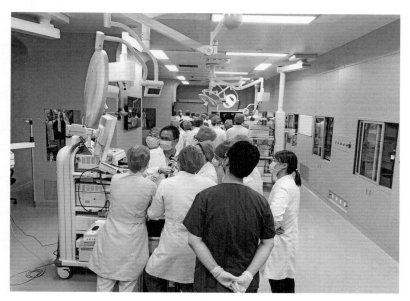

图23-1　情景模拟训练

3. 热治疗设备贴上醒目的警示标志　为提醒医护人员,科室将所有热治疗机器都贴上醒目的黄色警示标志(图23-2、图23-3),保证操作人员在最开始连接热治疗机器的电源时,重点关注使用热治疗时的氧浓度。当镜下观察到管腔内有肉芽需要热治疗时,调节高频电发生器,电切的电压为30~40 W,电凝电压为30~35 W,第二次看到黄色警示标志,可再次提醒操作人员,密切注意氧浓度。

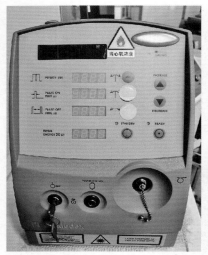

图 23-2 黄色警示标志

图 23-3 黄色警示标志

（李 杉）

案例 24

麻醉药品空安瓿管理不善险致丢失

一、情景模拟

某日手术前,麻醉医生按照麻醉药品和精神药品(简称麻精药品)管理规定,在麻醉药品准备间领取了当日手术所需的麻精药品盒,内含舒芬太尼1支(舒芬太尼为麻醉药品,该药品的空安瓿需回收)。麻醉医生结束当日手术后,将麻精药品盒归还至麻醉药品准备间。当时麻醉护士外出取物,未当面与医生核对麻精药品盒内舒芬太尼的空安瓿,而后护士在对各房间归还的麻精药品空安瓿进行核查时,才发现之前麻醉医生未归还舒芬太尼空安瓿,遂电话联系医生询问事情经过,并让他返回麻醉科,最终麻醉医生在利器盒中找到了误丢的空安瓿并归还。

二、案例原因分析

1. 麻精药品交接未严格按照规章制度执行 医院及科室已明确规定麻精药品领取、归还需双人核对。本案例由于麻醉科监督力度不够、低年资麻醉医生培训不充分等引起,该交接制度未能有效执行。

2. 低年资麻醉医生不熟悉管理规定 低年资麻醉医生参与临床工作年限较短,对临床麻精药品管理制度不熟悉,重视力度不够,导致麻精药品空安瓿不慎丢入利器盒。

3. 麻精药品盒需进一步改进 原先使用的麻精药品盒(图24-1)未设置空安瓿专格,空安瓿盒内无醒目的提醒标识,无法有效提醒麻醉医生使用麻精药品后应将空安瓿回收,部分麻醉医生养成将空安瓿随意放置的习惯,极易丢失。

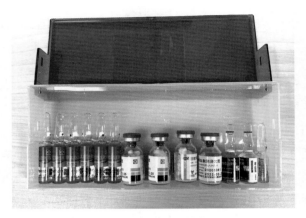

图24-1 改进前的麻精药品盒

三、防范措施

1. 配置分格式麻精药品盒并建立使用管理制度 为规范临床麻精药品空安瓿管理，麻醉护士配置了分格式麻精药品盒（图24-2），盒内分隔栏上贴"空安瓿回收"的红色标识，引起麻醉医生重视。建立麻精药品盒使用管理制度，每一麻精药品盒配备一份《麻精药品日清点单》（图24-3），手术前一日麻醉护士摆放合适数量的麻精药品，并将摆药数量记录在《麻精药品日清点单》上。手术当日麻醉

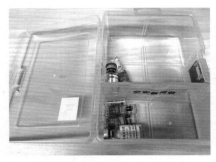

（山）房易制毒、麻醉、精神药品日清点表

	领取量	实用量
芬太尼（0.1mg：2ml）	3	2
芬太尼（0.5mg：10ml）	0	0
瑞芬（1mg/瓶）	2	1
舒芬（100ug/2ml）	0	0
麻黄碱（30mg/1ml）	1	1
咪达唑仑（10mg/2ml）	1	1
纳布啡（20mg/2ml）	0	0
诺扬（1mg/1ml）	0	0
喷他佐辛（30mg/1ml）	0	0

双人核对签名：

图24-2 分格式麻精药品盒　　　图24-3 麻精药品日清点表

医生需在领取麻精药品后、使用麻精药品前、使用麻精药品后、归还麻精药品前对麻精药品盒内的药品进行仔细清点,并双人核对签字。手术间巡回护士也参与监督管理,手术结束时应与麻醉医生共同处理麻精药品残余药液,并再次核对剩余麻精药品数量及空安瓿数量,使麻精药品的管理更加规范。

2. 提高麻精药品交接制度执行力度 科室将麻精药品交接制度纳入日常考核,要求全科医护人员严格执行,由护士长和科室安全管理员定期督查,以检验执行效果,促进整改。同时鼓励全科护士参与管理,避免环节疏漏,及时发现并解决安全隐患。

3. 加强对低年资麻醉医生的培训 科室在新轮转麻醉医生的培训内容中,增加麻精药品空安瓿管理细则,进一步规范麻精药品盒使用管理,降低空安瓿丢失发生率。

(方　亚)

案例25

术中碘伏消毒液入眼引发结膜炎

一、情景模拟

模拟患者,因"舌根部良性病变"收入院,完善术前检查后在全麻下行舌根部良性肿物切除术。手术准备时为患者进行头面部消毒,眼部使用透明贴膜封闭保护。手术医生使用海绵钳直接夹取消毒液纱布,擦拭消毒手术区皮肤,铺置无菌巾单,并使用布巾钳固定。手术顺利,安返病房。患者清醒后主诉右侧眼内疼痛,有异物感、畏光、流泪。经检查发现,患者右眼角膜周围有环状暗红色充血,分泌物增多,眼角上方皮肤有金属钳齿压痕,周围留有黄褐色消毒液残留痕迹。术后患者处于昏睡状态,未反馈眼部不适。经眼科医生会诊后指出,疑因碘伏消毒液误入患者眼内造成刺激,从而诱发结膜炎。医嘱给予泪道冲洗,抗生素滴眼液3次/日。3日后,患者眼部症状明显减轻,7日后出院,电话回访,患者告知眼部已无不适。

二、案例原因分析

1. 蘸取消毒液的纱布过湿导致贴膜封闭不紧密　对于需要进行头面部消毒的手术,消毒前常规选用透明贴膜行眼部保护,手术医生消毒时,纱布蘸取碘伏消毒液后应拧去多余消毒液。本模拟案例中手术医生忽略此步骤,手术区经反复擦拭消毒后,眼部贴膜的贴合度下降,出现卷边、翘膜、边缘空泡等现象,多余的消毒液从眼部贴膜侧边渗入眼内,造成眼部刺激。

2. 专科手术护理操作不完善　手术室对于"患者术中眼部保护"操作未建立标准作业规程(SOP),相关操作标准不统一。患者术中头面部被手术巾单完全覆盖,整个术程中不能及时巡视查见,待术毕撤手术巾单发现问题较为滞后。

3. 术毕手术核查落实不到位　手术结束后，麻醉医生揭除眼部贴膜，手术三方（手术医生、麻醉医生、巡回护士）未共同确认核查患者眼部情况，加之患者由于手术及麻醉药物原因，苏醒后处于昏睡状态，眼部不适未及时表现出来，延误了处置时间。

三、防范措施

1. 健全专科手术头面部消毒制度　该案例主要问题在于术前准备环节，手术医生对手术视野消毒时操作不规范造成，手术室应针对头面部手术的术区消毒操作建立制度规范，并加强执行过程监督。同时，在术前应指导患者行眼部清洁。若患者伴有结膜炎、沙眼时，应根据病情，术前3日给予抗生素滴眼液治疗。手术区皮肤消毒前注重眼部保护，根据患者双眼间距选择合适尺寸、规格的透明贴膜；使用适量的抗生素眼膏，涂抹并闭合眼睑，确保上下眼睑的闭合，减少术中角膜的暴露，同时保持湿润（图25-1、图25-2）；规范手术视野消毒操作，用无菌海绵钳夹取碘伏纱布，并拧去多余消毒液。术毕由手术三方（手术医师、麻醉医师、巡回护士）共同检查患者眼部情况，如有消毒液渗入眼内，第一时间进行眼部清洗，预防性使用眼药膏或

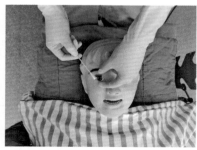

图25-1　自上而下闭合眼睑，排出空气，使贴膜贴合眼部

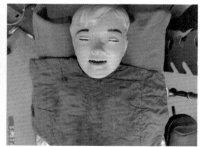

图25-2　将抗生素眼膏均匀涂抹整个眼睑范围

滴眼液,必要时联系眼科医生处理。

2. 加强术中巡视,完善监督内容　加强术中巡视,在术中护理巡视单中增添对患者头面部的巡视项目,包括眼部受压、眼睑闭合、术毕眼部情况,要求巡回护士及时发现并记录术中情况。质控小组定期对护理巡视单进行督查汇总及阶段性分析,进一步提升手术护理质量。

3. 加强术后患者特殊情况的核查　模拟案例进一步提示手术室护士术后核查的重要性,手术团队应加强落实术后特殊情况的核查,尤其是手术关联部位的安全核查,尽早发现并处理不良情况,减少患者伤害,确保患者安全,提升患者满意度。

(陆叶青)

案例 26

胸腔镜转开胸术后患者发生急性肢体
运动功能障碍

一、情景模拟

模拟患者,因"右肺结节"收治入院,在全麻下行胸腔镜下探查中转开胸右下肺背段切除术。患者术中取 90° 左侧卧位,胸腔镜下探查发现患者胸腔重度粘连,行胸部右后外侧切口中转开胸继续手术,因术中手术视野受限,为充分暴露视野,患者身体前倾,右上肢处于过伸位,手术持续约 6 小时。术后 24 小时,患者苏醒,拔管,从胸外监护室转至普通病房,自述右上肢肩关节酸痛,活动受限。病房护士根据患者主诉立即汇报手术医生,并进行肢体功能检查。随即排除神经损伤等病理性病变,给予对症治疗,如局部热敷,右上肢在可控范围内逐步加强自主运动。术后第 2 日,回访提示患者右上肢活动度恢复,但外旋及外展过程中仍感疼痛。医生嘱停止热敷,继续加强右上肢活动锻炼。术后第 3 日,患者主诉右上肢运动功能基本恢复。术后 1 周,电话回访患者,右上肢急性运动障碍已完全恢复,活动不受限无不适,无合并后遗症。

二、案例原因分析

1. 风险预估不到位　术前手术医护人员对该患者的病情了解不够全面,未能预估到由于胸腔粘连导致的手术时长及手术方式临时改变带来的风险隐患。在实施侧卧位手术体位摆放时,医护之间未关注到长时间的特殊体位可能给患者带来的术后并发症。

2. 术中干预未到位　术中护士按要求配合手术操作,落实术中巡视等工作,但未在第一时间提醒医生根据患者手术状况调整手术体位,尽量缩短被动体位的时间,从而导致患者右上肢长时间的过度牵拉。

3. 体位摆放流程缺乏术中突发情况应急预案　由于手术方式的更换,患者的手术体位也应根据手术需求进一步调整,但手术体位摆放流程不够精细化,对于前倾侧卧体位导致的上肢过伸目前暂无统一的规范标准和注意事项,仅依据医生和护士的经验实施,易致患者发生肢体运动功能障碍。

4. 卧具设计有待进一步优化　目前手术室所用的高搁手架为常规90°侧卧位卧具,现有的设计已无法满足手术方式多变的需求,手术过程中医生手部力量可直接压迫于患者右上肢,导致患者上肢受压过重。

三、防范措施

1. 加强手术室护士体位摆放培训及过程监管　加强护士对体位摆放的培训,根据手术室护理实践指南,组织护士系统学习各类手术体位的摆放,同时根据手术体位常见并发症进行逐一学习预防措施,并确保人人考核过关。护士长及组长在手术体位摆放的过程中加强现场监管,随机抽查护士(特别是年轻护士)的体位摆放操作。鼓励医护人员在手术过程中发现问题及时指出并妥善纠正,以查促改,提高医护人员执行制度规范流程的自觉性,确保临床安全。

2. 加强对患者的评估与医护间的协作　医护人员特别是手术室巡回护士及主刀医生,对于手术相关风险应提前评估,共同制定相应的干预措施。本案例应评估患者的自身情况,掌握其手臂摆放及固定的注意要点,确保术侧手臂切勿过度外展和抬高,保持患者的手臂呈功能位(图26-1),尤其是对于肩膀及手臂有外伤史或者体质特殊的患者,术前更应做好保护工作,垫好软枕,合理使用约束带固定,松紧适宜。术中及时提醒外科医生的不当操作,减少对患者手臂的压迫,确保患者安全。

3. 优化硬件设施及制度流程　根据手术体位摆放过程中常见问题优化硬件设施,采用硅胶软垫避免皮肤受压(图26-1),固定器局部固定肢体防止移位,搁手架加装隔离板,防止医生直接压迫到患者肢体等。

根据相关指南共识,进一步优化体位摆放流程,制定适合各类手术的体位摆放流程(图26-2),使之既符合手术要求,又尽可能保证患者舒适度。

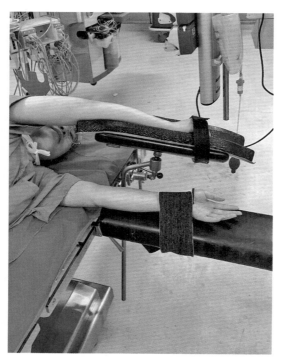

图26-1　患者手臂呈功能位,使用硅胶软垫防止患者皮肤受压

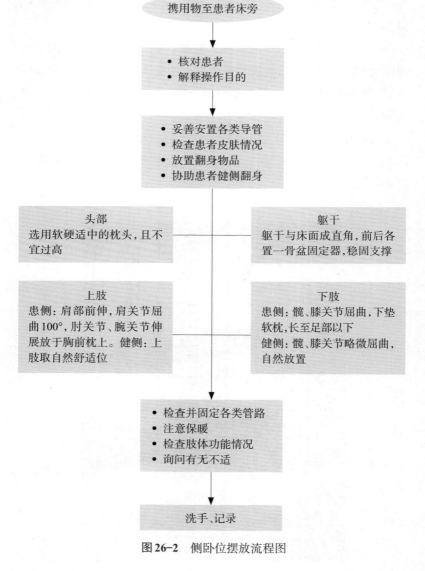

图26-2 侧卧位摆放流程图

（龚春霞）

第5节
专科护理

国家卫生健康委员会办公厅关于进一步加强医疗机构护理工作的通知(国卫办医发〔2020〕11号)指出,医疗机构护理工作直接服务于患者,关系到医疗质量和患者安全,应加强专科护理能力建设,持续深化优质护理。本章节从护理评估不完善、交接班不清楚等多个方面模拟专科护理案例,以督促护理人员提高专科护理能力,注重护理内涵培养,规范临床护理实践,通过对患者实施客观、全面的评估,主动发现患者现存或潜在的安全问题,确保护理质量和患者安全,为患者提供全面的、科学的护理服务。

案例 27
患者办理入科手续时突发病情变化

一、情景模拟

模拟患者,因"喉癌"在全麻下行部分喉切除术,气管切开处留置9 mm金属套管。术后6周患者再次入院行进一步治疗。入院当日,9:30患者在护理站办理入科手续时,突然出现呼吸困难,面色发红,并逐渐发绀,心率增快达120次/分,血压升高至150/80 mmHg,

呼吸30次/分，血氧饱和度逐渐下降至78%，立即予以吸痰但吸痰管插入不畅，家属反映患者在家发生过两次痰液黏稠堵塞气道现象，经过湿化吸痰后症状缓解，但此次入院匆忙，未携带简易吸痰器、湿化水等应急物品。由于抢救物品放置较分散，多名护士分头准备，之后经过继续抢救，患者面色转红，血氧饱和度上升至96%，转危为安。

二、案例原因分析

1. 专科抢救物品放置分散　目前科室配备的抢救车容量有限，基本为医院常规急救物品及药品，未设置专科抢救用物。科室专科抢救物品放置又比较分散，取用不方便，很难在短时间内备齐。

2. 气管造口患者身边未携带应急物品　患者是手术后6周入院，家属反映患者平时在家气道湿化依从性较差，曾发生过痰液黏稠咳不出导致气急、胸闷现象，加强湿化及吸痰后缓解。此次从外地赶至医院途中，未配备气道湿化液、简易吸痰器、注射器、吸痰管等应急物品，以致痰液黏稠。

3. 出入院患者前后衔接不顺畅　该案例中，原床位患者还未出院，新患者已办理入科手续，导致新患者发生病情变化时，无法及时在床边进行抢救。

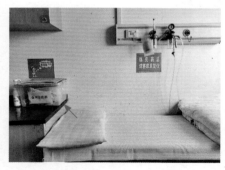

图27-1　突发状况专用急救床

三、防范措施

1. 科室设置临时急救安置点　气管造口患者随时可能发生病情变化，为便于抢救，科室于换药室设置患者突发状况时专用抢救床（图27-1），床边配置吸引器、急救箱、心电监护仪、微量泵等急救物品。每日由负责换药室工作的护士查看床单位和急救物品是否处于备用状态,建立登记本记录。

2. 设立耳鼻喉科专用急救箱 急救床边配置一款体积小、容量大、功能齐全的耳鼻喉科专用急救箱(图27-1箭头所指),以满足耳鼻喉科常见专科疾病的急救需求,便于医护人员取用,方便携带,节省抢救时的备物时间。急救箱内含气管造口专用包、扁桃体止血包、鼻部止血包、静脉穿刺包。参照医院抢救车管理制度:① 设专人管理,非抢救时禁止使用急救箱内物品,使用封条封存;② 建立清点消耗登记本,每次抢救使用后及时补充用物、清点登记,双人核对后封存;③ 急救箱放置位置固定,于每月最后一个工作日由办公护士和护士长共同开箱查对;④ 制定醒目的箱内物品布局示意图,并将示意图粘贴于急救箱上。

3. 设立气管造口家庭护理包 部分喉癌患者术后需终身带管,其家庭护理非常重要。有研究表明,气管造口患者家庭护理并发症高达44%～48%,严重影响患者身心健康。要预防家庭护理并发症,提高患者生活质量,除了对患者和家属进行专业的教育和培训外,还需告知其准备家庭护理物品。如果此案例中患者在入院时能随身携带相应急救物品,如气道湿化液、备用套管、小型吸痰器、注射器和吸痰管,不管在路途中还是在科室办理入科手续时,若发生突发事件都可以应急。因此,科室专门设立气管造口患者家庭护理包(图27-2、图27-3)供患者及家属参考,包内配备护理包清单,家属可参照清单内容准备物品,护理包封面上有二维码,家属和患者使用手机扫描二维码后,可观看

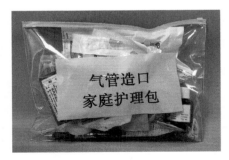

图27-2 气管造口家庭护理包

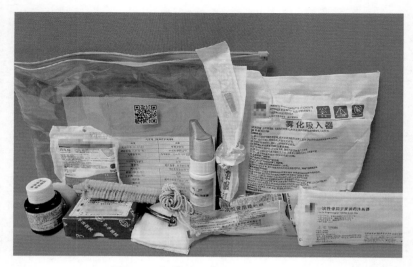

图27-3 气管造口家庭护理包内物品

清洗套管和更换敷料教程视频、家庭护理中发生痰液堵塞、套管脱出的处理方法,以及吸痰器、雾化器仪器故障的排除方法等。

(徐 菲)

案例 28

患者穿一次性拖鞋沐浴后险致跌倒

一、情景模拟

模拟患者，因"肠息肉"收入特需诊疗科病房，步行入科，生活自理。护士对患者进行环境宣教后引导患者至床位。晚间护士长查房时发现患者行走时差点滑倒，幸亏紧急抓住病区扶手。患者告知护士长因担心医院拖鞋不干净，所以自行准备了一次性拖鞋，没想到洗澡后地面潮湿，一次性拖鞋接触水后鞋底变得很滑，差点滑倒。

二、案例原因分析

1. 患者自带拖鞋不防滑　特需诊疗科均为单人宾馆式病房，患者日常洗漱等常会打湿地面，患者使用一次性拖鞋，不带有防滑性能，仅适合地毯房间行走，在卫生间等潮湿处极易跌倒，然而护士入院宣教又不到位，发现也不一定及时，所以存在很大的安全隐患。

2. 科室地面不防滑　病房均采用较光滑的塑胶地板，虽贴有防滑标识，但未铺设防滑地垫，存在安全隐患。

3. 病室无拖鞋消毒设备　由于科室未采购拖鞋消毒设备，故备用的防滑拖鞋只是常规清洗未进行专门消毒。患者担心交叉感染，因此拒绝使用。

三、防范措施

1. 规范拖鞋存放管理　该案例的发生主要是因为患者未穿着防滑拖鞋。病区设置拖鞋专用存放处，将已消毒的拖鞋固定醒目位置存放（图28-1），并加强入院宣教与督促，确保每一位患者有需求时都能合理正确使用拖鞋。此方法既美观且不占用空间，也便于护士及时查看患者是否更换符合要求的防滑拖鞋。

2. 加强患者及家属入院宣教 从该案例可以看出护士在入院宣教内容方面存在遗漏，对于患者拖鞋的使用没有明确的要求。护士应特别提醒患者及家属，包括拖鞋的存放、选择、使用等相关事项，并定期监督，杜绝一次性拖鞋的使用，以确保护理安全。

3. 科室添置拖鞋消毒设施 科室购置专用的消毒柜，规范拖鞋洗消，指定专人清洗、消毒、摆放，对于已消毒的拖鞋表面贴"已消毒"的标识（图28-1、图28-2），并制定拖鞋清点、使用、消毒登记本。

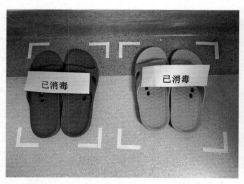
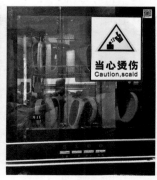

图28-1 病区增设消毒拖鞋存放区域　图28-2 病区增设拖鞋专用消毒柜

（杨　昭）

案例 29

患者术后夜间自行下床致跌倒

一、情景模拟

模拟患者,男,78岁,因高血压病史6年,反复胸闷1年,加重1周,以"冠心病"收入院。患者入院时有头晕症状,跌倒危险因素评估为高危,责任护士向家属宣教防跌倒/坠床注意事项,并告知家属需24小时陪护患者。入院第3日,患者在局麻下行"冠状动脉内支架植入术"。22:45安返病房,生命体征平稳,神志清楚。晚班护士对患者进行术后常规护理,并为患者拉起双侧床栏。患者家属于患者右侧陪护床休息。凌晨1:15,夜班护士遵医嘱为患者测量血压,患者血压正常,沟通顺畅,桡动脉穿刺处伤口无渗血渗液。1:40,患者在未呼叫陪护家属的情况下自行从左手侧拉起的床栏与床尾之间的空隙处下床,下床时未穿鞋并走到床尾。陪护家属醒来发现患者自行起床,呼叫患者后,患者转身突然跌倒在地。护士听到病房响声,立即赶至病房。患者呼之能应。夜班护士立即对患者进行查体:患者头部右侧额部有1 cm × 2 cm的皮肤擦伤,四肢活动正常,生命体征正常。护士及时予以无菌纱布按压患者头部止血。询问患者为何突然夜间下床,患者表示当时下床时并不十分清醒。经医生进一步检查和评估,患者仅皮肤外伤,无其他脏器出血表现,头颅CT显示无明显异常。经精心治疗与护理,于术后第5日康复出院。

二、案例原因分析

1. *病床的床栏短* 患者入院时经评估为跌倒/坠床高危患者,为预防患者跌倒/坠床的发生,护士术后安置患者时,拉起两侧床栏保护。但病床上固定配置的床栏较短(图29-1),床栏距床尾处留有较

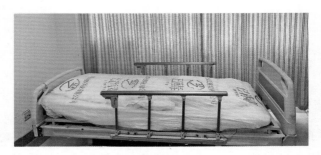

图29-1　病区床单位原配置的短床栏

长空隙,以致患者可从空隙中下床,未起到有效的阻拦、保护患者的作用。

2. 护士安全意识不足　护士在平时的护理过程中,未预料到患者可沿床栏间隙下床,对于跌倒高危人群,未采取两种防护措施保护患者安全。如果该患者卧床后突然下床,极易出现体位性低血压,且由于夜间较暗,患者视觉敏感度降低,从而增加患者跌倒的风险。

3. 护士健康教育不到位　护士对术后陪护家属宣教不足,未向患者家属强调陪护的注意事项,告知其应时刻关注患者动态,夜间家属熟睡,陪护质量下降,导致意外的发生。

三、防范措施

1. 更改病床栏杆长度　科室优化病房设施,为患者提供安全的住院环境。及时与医院仪器科联系,根据科室需求改进床栏配置,增加病房床栏长度(图29-2),保证床

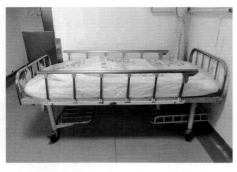

图29-2　病区床单位加长床栏长度

栏拉起后能够起到实质性的保护作用,谨防患者沿床栏间隙下床。逐一检查各病房夜灯,保证晚夜班病房留有一定的光亮,防止病房光线不足,影响患者如厕等。

2. 护士加强对患者及家属健康教育 完善介入手术护理流程,重视对患者及陪护人员的宣教,讲解患者住院期间可能存在的风险及预防措施,提高陪护人员的安全防范意识。在介入治疗术前发放的术前宣教单上添加手术当日必须有家属陪护。待患者手术后安返病房,护士应在安置患者后再次对患者及家属实施安全宣教,要求患者在术后上下床、如厕等情况时有护士或家属陪同,指导患者采用渐进式的活动方式,避免体位变化过快引起的跌倒。

(顾赛男)

老年患者术前禁食水准备不充分

一、情景模拟

模拟患者,因"右股骨颈骨折"收入院,拟在腰麻下行右股骨头置换术,既往有糖尿病病史。术前1日,责任护士进行术前宣教,告知其禁食水要求,并向患者发放术前宣教单。术晨,患者接入手术室后,麻醉医师核查时发现患者因担心低血糖于3小时前进食蛋糕,经与床位医生协商,考虑患者存在麻醉安全隐患,遂将患者送回病房。经主治医生、麻醉医师和手术室协调沟通,将患者手术时间调整至当日下午。

二、案例原因分析

1. 术前宣教内容缺乏针对性 对于基础疾病较多的老年患者,护理人员应根据患者病情进行针对性的术前宣教,告知患者术前禁食水的重要性,以及若出现饥饿可采取的应对措施,从而提高其术前禁食水的依从性。

2. 术前宣教和核查形式单一 目前科室术前宣教多局限于口头、文字材料或幻灯片,宣教形式单一,缺少创新。护士在进行术前交接时对于禁食水的核查流于形式。

三、防范措施

1. 制作老年患者术前宣教单 该模拟案例,提醒护士在进行患者术前禁食水宣教过程中,要充分考虑老年患者自身疾病特点,制定针对性的术前宣教方案。科室制作通俗易懂的老年人禁食水卡通宣教册,帮助老年患者认知禁食水的目的及重要性,卡通宣教册内容通俗易懂,以漫画形式呈现,可进一步提高老年患者及家属对于禁食水的认识。

2. 建立护患家属双向核查机制　该案例的发生可能是因为护士未充分考虑患者既往病史,未提前解决患者后顾之忧,同时患者及家属未充分认识到术前禁食水的重要性,导致患者私自进食。为避免此类情况发生,病区建立《禁食水宣教护患双向核查表》(图30-1),该表包括患者的一般信息、拟行手术及麻醉方式、既往病史、禁食水的时间宣教、禁食水的目的、进食水后麻醉的危害等,患者和家属同意禁食水后签字确认。

3. 制定个体化的宣教策略　老年骨折患者大多合并基础疾病,在宣教的过程中,护士要重视疾病的特殊性,宣教内容不能绝对统一化,因此科室实行个体化宣教方案:① 由责任护士术前评估影响禁食水的因素,根据评估结果制定禁食水宣教计划(如对于糖尿病患者则增加血糖监测处理及低血糖反应处置的宣教);② 术前1日与医生沟通患者情况,对于特殊患者适当提前手术台次;③ 根据手术台次,推迟开始禁食水时间,根据需要遵医嘱做好静脉补液;④ 手术当日及时了解患者的心理感受,做好心理疏导,避免因禁食时间长,产生不良情绪;⑤ 对于控制能力弱的患者可以在其他患者进食时,拉上窗帘,放轻音乐,给患者营造独立轻松的空间,避免看到其他患者饮食,而产生进食的欲望;⑥ 手术当日可以提供一些娱乐活动,比如看报纸,吹气球锻炼肺活量,以转移注意力。

(周　颖)

禁食水宣教护患双向核查表

科室_____ 姓名_____ 性别_____ 年龄_____ 住院号_____
拟手术名称：_____
拟麻醉方式：_____   手术日期_____

➤ **禁食水宣教：**
■ 今/周日：晚20:00不吃东西
■ 今/周日：晚22:00不喝水

➤ **禁食水的目的：**
择期手术前禁食禁饮是为了减少胃内容物的容量和酸度，排空胃内容物，
预防麻醉期间的呕吐和误吸。

➤ **进食水后潜在的不良后果：**
■ 增加胃内容物反流的风险
■ 增加误吸的风险
■ 增加肺部炎症的风险
■ 增加气道堵塞的风险
■ 增加窒息的风险
■ 延期手术，延误手术的时机

患者或家属了解进食水风险   患者或家属同意按规定禁食水
□ 是   □ 是
□ 否   □ 否
                                       患者或家属签名：_____
                                       日   期：_____

➤ **影响禁食水的因素：**
□ 糖尿病
□ 口服特殊药物
□ 胃部疾病
□ 阿尔茨海默病
□ 认知障碍
□ 其他_____

➤ **是否禁食水宣教**
□ 是
□ 否
责任护士：_____

患者是否禁食水   患者是否禁食水   患者是否禁食水
□ 是   □是   □ 是
□ 否   □否   □ 否
晚班护士：_____   夜班护士：_____   白班护士：_____

图30-1 禁食水宣教护患双向核查表

案例 31

心脏术后患者院内转运途中出现病情变化

一、情景模拟

模拟患者,因"急性主动脉夹层"收入院,急诊在全麻体外循环下行主动脉根部拓宽+升主动脉、全弓置换+降主动脉支架植入术。术后第3日,患者病情平稳,由监护室转至普通病房。次日晨交班时患者突发大汗淋漓,呼吸急促,床旁心电监护,心率130次/分,心房颤动,血氧饱和度下降至88%,拟转入监护室治疗。转运时,正逢电梯使用高峰期,使用中的微量泵持续低电量报警,后突然熄屏,药物无法正常泵入,致使患者在转运途中出现室性期前收缩二联律,间歇性出现室性心动过速,血氧饱和度85%进一步下降至75%,呼吸急促加重,转运护士立即返回病房取来急救设备,立即予以简易呼吸器面罩加压给氧,并更换注射泵,患者方才安全转入监护室。

二、案例原因分析

1. 转运前护士对患者病情评估不到位 模拟案例中的患者病情危急,护士转运前未对患者病情进行全面评估,且对患者病情变化的预见性不够,未考虑到转运途中药物使用中断可能产生对生命体征的影响。

2. 转运前各项准备不完善 患者在转运刚开始就出现微量泵持续低电量报警,最后导致熄屏,说明当班护士对仪器设备的检查不全面,未能保证转运设备处于功能备用状态。此外,未提前联系电梯班备好电梯等候,致患者病情危急却滞留电梯口时间较长。

3. 急救仪器的日常管理维修不规范 科室急救仪器未按照管理规定做好维护及检修,未明确专职管理人员及每日检查人员,致使转运过程中出现电量不足的情况,增加了转运途中的风险。

三、防范措施

1. 强化护士对仪器检修的意识 该患者在转运途中出现微量泵电量不足情况,反映出科室在仪器管理方面存在疏漏。为规范仪器管理,每日由两头班护士进行仪器检查及清理,对于存在问题的仪器尽早维护报修,确保科室仪器处于备用状态。

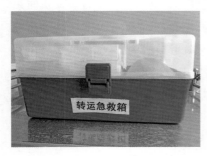

图31-1 患者转运急救箱

2. 设置转运急救箱 为便于转运过程中急救物品、药品的携带与使用,病区护士设计了转运急救箱(图31-1),定点放置,箱外贴"转运急救箱"的红色警示标识,箱内放置心脏病患者专科急救用物(图31-2)。同时建立转运急救箱管理制度,明确规

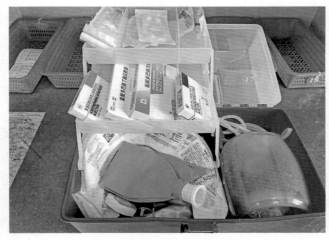

图31-2 急救箱内的急救药物及物品

定由主班护士负责每日清点及管理,转运时由责任护士负责携带,并遵医嘱进行使用。同时制定危重患者转运前快速评估项目及转运流程,确保患者安全转运。

3. 加强护士对转运患者及应急救护能力的培训与演练 针对模拟案例中护士应急能力的不足,护士长组织全科护士就专科操作技能、转运患者的预案演练、急救仪器操作、专科应急预案、仪器故障处理等方面进行专项培训。强化护士突发情况中应急能力的培训,提高护士专科应急救治能力,进一步提升护理质量。

（徐　娟）

案例32

当班护士对高血钾危急值交接不清

一、情景模拟

模拟患者，因"风湿性心脏病，二尖瓣狭窄"收治入院，次日在全麻体外循环下行二尖瓣置换+左心耳缝扎术。术后当日安返监护室，术后第2日上午9：00监护室主班护士接到检验科危急值汇报电话，患者血钾为7.0 mmol/L，立即汇报医生，遵医嘱做出相应的处理，但是没有将高血钾危急值告知药疗班护士。当日10：00患者转至普通病房，监护室责任护士与病房护士交接危急值及处理情况。下午

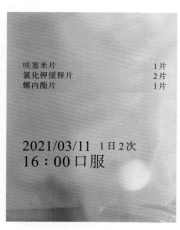

呋塞米片　　　　　　　1片
氯化钾缓释片　　　　　2片
螺内酯片　　　　　　　1片

2021/03/11 1日2次
16：00 口服

图32-1　口服药包装袋

15：30监护室药疗班护士送来患者口服药单及口服药（图32-1），病房药疗班护士核对后放入摆药车。晚班护士核对电子医嘱时发现患者的长期口服药螺内酯（安体舒通）和氯化钾缓释片已停，想起此口服药疑似没有取消，而此时药疗班护士已开始发放晚间口服药，晚班护士立即与药疗班护士确认后，取消了口服药袋中的螺内酯及氯化钾缓释片。

二、案例原因分析

1. **交接班不清，未做到班班交接**　监护室主班护士接到危急值汇报电话未告知监护室药疗班护士，导致监护室药疗班护士在不知情的情况下将药物转交至病房。病区药疗班护士在不知情的情况下

可能会将药物误发给患者,如果双方交接班不清,可能导致患者存在较大的服药安全隐患。

2. 护士对医嘱查对制度落实不到位　药疗班护士发药前未严格执行医嘱查对制度,未根据患者的最新医嘱进行口服药物调整,导致将已停的口服药物发给患者。

三、防范措施

1. 规范转科患者危急值交接流程　科室接到已转出患者危急值来电时,接电话者应负责该患者危急值的汇报及交接工作。具体内容包括:危急值本信息记录、汇报管床医生、通知责任护士、落实相关治疗、书写护理记录单,以及和转入科室交接。

2. 危急值警示卡设置及使用　该案例主要是由于高血钾危急值交接班不清引起。为规范危急值管理,病区可设计危急值警示卡,插于患者床头姓名牌右侧(图32-2)。同

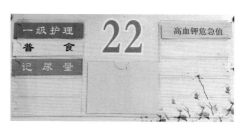

图32-2　危急值警示牌放置处

时护士将危急值警示卡作为重点交班项目,并在病区日志内体现。使用警示卡期间宣教患者及家属不可随意拿取警示卡。待复查该项目不再是危急值时,由当班护士取消此标识,并做好患者的健康教育和病历记录。

3. 制度的强化培训与落实　为了预防此类事件的发生,科室对护士进行转科交接制度培训、医嘱查对制度培训,并将危急值警示卡的使用纳入科室危急值护理常规和健康教育台账中。确保护士将其严格落实到日常护理工作中,提升护理质量,以确保护理安全。

(刘　璐)

血栓风险高危患者预防血栓措施落实不到位

一、情景模拟

模拟患者,因"腰椎间盘突出"收入院,次日在全麻下行腰椎后路椎板减压植骨融合内固定术,患者入院时血栓风险评估为高危。护士遵医嘱告知患者需进行膝踝关节屈伸运动,多饮水,低脂饮食等基础预防;同时告知患者需要穿戴压力袜等进行物理预防。术后第3日白班护士发现患者左下肢皮肤颜色异常发红,温度较右腿略高,且患者主诉轻度疼痛。护士立即汇报管床医生,遵医嘱急查D-二聚体,护送患者行下肢血管彩超检查。结合临床症状及检查结果,诊断患者小腿静脉丛血栓形成,立即请血管外科医生会诊,会诊意见给予患者抗凝、溶栓治疗、基础预防及物理预防等措施。术后第6日,患者左下肢皮肤颜色及温度恢复正常,疼痛缓解,复查D-二聚体及下肢血管彩超,小静脉丛血栓基本消失。

二、案例原因分析

1. 护士对于静脉血栓的预防重视度不够　患者入院后血栓风险评估为高危,护士未认识到血栓的严重后果,未详细重点宣教患者及家属血栓防治的意义。因此,患者及家属并未对静脉血栓防治的基础预防及物理预防措施引起重视,未严格执行各项预防措施;分析原因时发现,对于预防措施的相关操作执行不规范、健康宣教针对性不足。

2. 护士对于患者血栓预防落实督促不到位　护士仅口头宣教各种预防措施,但未及时督促落实情况,同时科室缺少一份督查表记录患者每日措施实施情况,以便真正有效落实预防措施,达到预防血栓目的。

3. 对于血栓风险评估高危患者,医护沟通不足 护士评估患者血栓风险高危时,仅确认医生的预防措施签名,未及时结合患者病情与医生沟通,是否需要药物治疗预防血栓。

三、防范措施

1. 加强医护之间的有效沟通 为防止该模拟案例的发生,科室规定病区利用晨交班时间,对于本病区血栓风险评估为高危及超高危的患者,护士重点交班,医生根据病情评估患者是否需要药物治疗,进行合理药物预防。

2. 建立静脉血栓预防措施实施处方卡 该模拟案例的发生也与血栓风险高危患者预防血栓措施落实不到位有关,为预防这种情况的发生,病区护士可设计静脉血栓预防措施实施处方卡(图33-1),处方卡为醒目的红色。建立执行处方卡使用管理制度,要求血栓风险评估为高危及超高危患者均要放置处方卡于床尾(图33-2),提示血栓风险为高危及超高危的患者,护士在巡视患者时需重点查看预防措施执行情况。将处方卡作为患者床边护士交接班的一项内容,并记录各时间段落实情况,发现问题及时整改。

3. 静脉血栓栓塞症(VTE)防控制度的强化培训 该模拟案例的发生,警示护士应进一步加强VTE的重视,严格落实各项预防措施,从而避免静脉血栓的发生,保障患者安全。加强对护士VTE防控知识的培训,进一步培养护士评判性思维的能力,加强护士责任心教育,确保护士将其严格落实到日常护理工作中,提升护理质量。

VTE预防措施实施处方卡

科室：＿＿＿　床号：＿＿＿　姓名：＿＿＿　年龄：＿＿＿　ID：＿＿＿

措施	分类	日期/分值/处方	日期：＿＿　分值：＿＿				日期：＿＿　分值：＿＿			
			处方	12:00	16:00	20:00	处方	12:00	16:00	20:00
基础预防	活动（次数）(①②③④)(多选)									
	饮水（ml）									
	生活方式（①②③④⑤)(多选)									
机械预防	抗血栓袜（h/d）									
	间歇充气加压（h/d）									
	足底静脉泵（h/d）									
药物预防	低分子肝素（剂量/d）									
	普通肝素（剂量/d）									
	利伐沙班（剂量/d）									
	华法林（剂量/d）									
	其他药物（剂量/d）									
签　名										

- 基础预防：活动具体如下：①膝踝关节屈伸活动；②直腿抬高活动；③腰背肌功能锻炼；④每日至少3次下床活动，每次大于5分钟。
- 生活方式：①深呼吸；②有效咳嗽；③大便通畅；④清淡低脂饮食；⑤饮水：每日大于1 500 ml。
- 处方：由责任护士根据医生VTE评估结果和医嘱，患者自身情况制定，每日8:00制定，及时动态评估，指导患者遵处方进行预防措施落实，于每日12:00、16:00、20:00督查签名。

图33-1　VTE预防措施实施处方卡

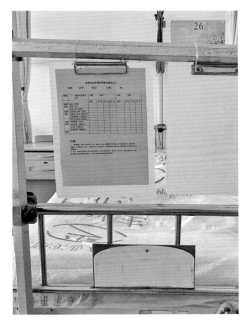

图 33-2　处方卡放置在床尾

（张文静）

案例34

新生儿外周静脉穿刺处护理不当致局部感染

一、情景模拟

模拟足月新生患儿，因"新生儿窒息，胎儿宫内窘迫（羊水Ⅲ度），糖尿病母亲新生儿"收入院。入院后血液检验示：血钠130 mmol/L、白蛋白26 g/L，补充诊断"低钠血症、低蛋白血症"。患儿全身水肿状态，组织松弛。护士在患儿左手背留置外周静脉置管，遵医嘱输注白蛋白等药物。此留置针连续使用，第3日晚间护士发现患儿静脉穿刺处前端皮肤发红，立即拔除留置针，棉球按压，但未做其他处理，也未交班。次日晨护士为患儿沐浴，也未注意观察左手背穿刺处情况。第5日，护士发现患儿原穿刺处有针尖样白点，且周围皮肤红肿，触之有一面积为0.5 cm×0.5 cm肿块，疑似发生局部软组织感染情况，遂逐级上报。临床护理会诊后，给予患儿局部消毒、湿敷、换药、营养支持、抗感染治疗。2周后，患儿局部红肿消退，创面愈合，痊愈出院。

二、案例原因分析

1. 护士风险意识不强　护士虽然在用药前规范评估患儿外周静脉留置针处于通畅在位状态，但该导管已使用3日，且持续输注高渗、高浓度药物，致血管通透性增加，血浆渗透压升高，血管刺激极易发生外渗，造成周围组织水肿，甚至感染。

2. 护士专科知识缺乏致处置不当　新生儿抵抗力差，且此患儿低蛋白血症，本身存在组织水肿，拔管后穿刺处未有效收敛愈合。护士如果未能评估患儿穿刺处的手背部状态及药物使用情况，拔除留置针后只按压局部，就不能预防并发症。

3. 新生儿床边交班不规范　当班护士未向夜班护士交接患儿拔针时间,且护理病程录也未记录。夜班护士接班检查不认真,未发现拔管处异常情况,导致其在拔针后6小时内为患儿沐浴,极大可能造成未愈合创口进水而感染。另外,拔针后的2日,每班护士床边交接及进行各项操作时未发现及处理局部伤口,导致感染出现并加重。

三、防范措施

1. 严格落实新生儿外周静脉操作规范　为患儿输注高浓度药物时,医护团队根据患儿病情评估首选使用中心静脉导管。特殊情况使用外周静脉留置针时,在满足治疗前提下,需选择管径最细的留置针进行穿刺,以减少导管对血管壁的损伤。同时,新生儿血管细小而血管壁薄、内膜发育不完善、通透性高,液体极易渗出,使用高渗或高浓度的药品经外周静脉输注时,要求使用当日穿刺的外周静脉导管,避免同一静脉通路连续多日滴注。

2. 加强新生儿静脉治疗护理常规的完善及落实　《静脉治疗实践标准》规定,新生儿及儿童外周静脉导管使用时应每小时检查一次;使用血管刺激性等特殊药物输液时增加检查频率;导管未使用状态下,每4小时评估局部皮肤情况。同时,科室在新生儿护理常规中,需规定患儿留置针拔针后24小时内避免穿刺处浸水。当日穿刺、拔针患儿需进行床边重点检查、交班,巡视过程中加强患儿全身皮肤黏膜情况观察。

3. 规范新生儿发生静脉炎、药物外渗处置流程

(1)临床护理中,患儿出现静脉炎或药物外渗等情况,当班护士应拍照留存以作对照观察。

(2)强调早发现、早处置,在护理文书中及时做好记录,并按医院规定传报。

（3）局部处置：立即拔除留置导管，局部安尔碘消毒。若出现静脉炎，局部给予多磺酸黏多糖乳膏（喜辽妥）外敷；若出现穿刺处药物外渗，24小时内予以50%硫酸镁湿敷并抬高患侧肢体，消肿后喜辽妥外敷。

（周曼曼）

案例 35

缺血性脑卒中患者进食时发生呛咳

一、情景模拟

模拟患者，因"左股骨颈骨折"收入院，既往有缺血性脑卒中病史，入院后在全麻下行左侧人工髋关节置换术。护士在患者入院时行常规健康教育。术后第2日，家属摇高床头给患者喂饭过程中，患者突然咳嗽不止、呼吸急促。护士赶到床边发现患者口中有食物残渣，心电监护示：血氧饱和度为88%。立即叩拍患者背部，清除口腔残余的食物，同时呼叫医生，监测患者生命体征，并开放静脉通道，备好抢救物品及采取简易呼吸气囊辅助呼吸。经过积极抢救，患者生命体征恢复平稳。

二、案例原因分析

1. 护士对跨学科相关知识掌握不足　该模拟的患者虽因骨折入院但合并缺血性脑卒中，护士未对患者进行误吸风险评估，未进行个体化饮食管理，未向其强调进食的注意事项，导致患者进食过多、速度过快。

2. 护士宣教经口食物种类未做到精细化　由于老年人吞咽功能减退，分散的食物颗粒容易随呼吸进入喉部或气管，造成呛咳或误吸。而护士向患者及家属实施饮食宣教时，未对食物进行精细化的分类讲解，宣教内容过于笼统。

三、防范措施

1. 对吞咽呛咳高危患者实施个性化健康教育　运用洼田饮水试验量表和标准吞咽功能评估表进行评估，帮助筛选出极易发生呛咳的高危患者。为高危患者进行宣教时,科室增设患者进食安全管理宣教展板(图35-1),将其悬挂于醒目位置。卧床患者则发放纸质版的宣教手册,对于书面宣教不方便或理解有难度的患者,进行面对面口头宣教。

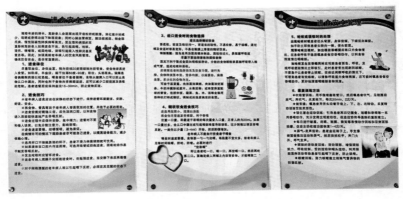

图35-1 病区进食安全管理展板

2. 为患者家属提供精细、多样化的食谱 患者的饮食应新鲜、营养均衡,以高蛋白、高维生素、低盐、低脂肪、易消化的食物为主,可给予蒸蛋羹、肉末、菜末、烂面条、牛奶、水果泥等。避免食用汤圆等糯米制品,因为此类食物黏性过大,易堵塞呼吸道。

3. 加强对患者进食的安全管理 老年人应在安静的状态下进食,保持进餐环境安静、舒适。进食前选择匙面小、浅薄的汤匙,将食物尽量送至舌根部,利于吞咽。注意减慢喂食速度,每匙量不宜过多,给予老年患者足够时间去咀嚼,防呛,防噎食。必要时进行"空吞咽",即让患者吃一口,咽一口,再空咽一口,然后再吃第二口。另外,护士在指导家属喂饭时尽量做到专人负责,提醒陪护家属避免经常更换。

4. 科室制定"健康操",协助患者锻炼吞咽功能 对于易发生呛

咳的患者,科室制定"健康操"用于锻炼患者的吞咽功能,步骤为:
① 吸管训练;② 舌操指导,训练舌肌灵活性;③ 强化意念运动训练,引导患者再识记摄食、咀嚼和吞咽等一系列进食动作;④ 每日进行表情动作训练和双侧面部按摩,促进主动收缩功能恢复;⑤ 咳嗽训练,建立排出气管异物的防御反射。

（丁　洁）

案例 36

选择动静脉内瘘侧肢体测血压

一、情景模拟

模拟患者,因"尿毒症血液透析"收入院,患者使用左前臂动静脉内瘘行血液透析治疗1年余。某日上午9:00,患者自诉头晕不适,带教老师嘱咐实习生为其测量血压,实习生进入病房后将血压计袖带绑到患者左上肢,欲进行测量,恰逢此时带教老师进入病房为患者更换液体,立即阻止实习生测量血压,老师向患者解释后,更换右上肢测量血压。此时若在患者造瘘侧加压,易造成动静脉内瘘堵塞,一个测量血压的简单操作可能会给患者带来巨大危害。

二、案例原因分析

1. 带教实习生不规范 实习生刚进入肾内科实习,入科带教时老师已告知过血液透析患者测量血压时,应避开造瘘侧肢体,但实际操作时,实习生的理论与实践脱节,未充分了解患者病情。带教老师既没有做到放手不放眼,也没有及时提醒实习生操作的注意事项,是引发本起模拟隐患的主要原因。

2. 护士健康教育不到位 血液透析患者的动静脉内瘘的保护应是其健康教育的重中之重。患者已经行透析1年余,仍然没有强烈的内瘘保护意识,说明病区责任护士对血液透析患者的健康教育流于形式。

3. 缺乏警示标识 肾内科收治的血液透析患者较多,周转快,且测量血压频次高,在临床护理工作中,如无相关警示标识,对于新入科的实习生及规培生,在不了解患者病情的情况下,易发生造瘘侧肢体测量血压方面的安全隐患。

三、防范措施

1. 规范护理实习生带教 该模拟案例存在的安全隐患，提醒科室必须加强实习生带教。科室要重视带教过程中的患者安全，带教老师必须做到放手不放眼。护士长应定期抽查带教的落实情况，晨交班时需强化提醒。同时，在带教中对于重点问题应反复讲解、重点考核，在讲解动静脉内瘘护理时，让实习生观摩患者的内瘘，并使其感受内瘘特异性的震颤声，以加深对动静脉内瘘的了解。

2. 加强关于动静脉内瘘的健康教育 患者在初次行动静脉内瘘吻合术后，责任护士必须重点介绍动静脉内瘘的作用、如何促进内瘘成熟，以及如何保护造瘘肢体，并发放动静脉内瘘吻合术的健康教育相关材料。患者在行透析过程中，血液透析室的责任护士反复强调内瘘的保护，护士长及时抽查健康教育的效果，可以与护士绩效挂钩。

3. 制作相关安全警示牌 规范内瘘患者的管理，制作动静脉内瘘专用警示标识如"禁止右上肢测血压"（图36-1）、"禁止左上肢测血压"等，患者入院时，责任护士评估患者内瘘后，立即将标识放入床头警示牌，提醒所有医护人员严禁

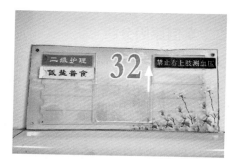

图36-1 禁止右上肢测血压警示牌（箭头所指）

在造瘘侧测量血压，保护患者的血管通路。

（樊胜男）

案例 37

颈部开放手术术后患者床旁备用
急救物品不在位

一、情景模拟

模拟患者,因"右颈动脉狭窄"收入院,入院后在全麻下行右颈动脉内膜剥脱术,术后白班护士为患者准备气管切开包并放于床头柜,以备患者颈部伤口发生血肿时急救用。术后第一日晨交班,护士长发现患者床头柜并无气管切开包,询问夜班护士和患者,均不知气管切开包去向,遂电话联系前1日陪护家属,原来为了方便饭菜摆放,家属顺手将护士备在床头柜上的气管切开包放于床头柜抽屉内,且未告知当班护士。最后,护士长在床头柜内找到了备用的气管切开包。

二、案例原因分析

1. 护士健康教育不到位 当班护士放置气管切开包后,未向患者及家属仔细说明气管切开包的作用与重要性,导致家属探视时将气管切开包放置于抽屉中。

2. 护士交接班及巡视内容不全 晚班护士未向夜班护士交接床边备用的气管切开包,晚班、夜班护士多次巡视病房,均未意识到气管切开包不在位。说明护士交接班及巡视时评估不全面,未及时检查急救用物状态。

3. 气管切开包摆放位置欠合理 床头柜是为了给患者提供方便,供患者放置少量生活用品,而气管切开包放置会占据较大的空间,且放置在床头柜极易被污染,同时存在丢失的风险。因此,从护理管理的角度分析,需要对床边备用气管切开包进行改进。

三、防范措施

1. 病区增设气管切开包篮　该案例主要是由于气管切开包在床旁备用时放置位置不合理引起的,为规范急救物品管理,病区护士设计了气管切开包篮(图37-1),篮外贴"此篮内为抢救物品,非医护人员请勿动"的红色警示标识,篮内放置患者抢救时需要使用的所有急救物品(气管切开包1个、气管切开使用的气管插管和连接管1套、无菌手套2副)(图37-2),所有急救物品使用一次性可密封透明包装袋包装后放入篮内。包装袋外注明急救物品名称、数量和使用有效期。

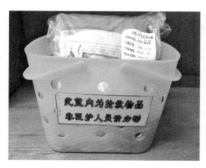

图37-1　气管切开包篮

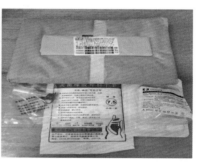

图37-2　气管切开包篮内的急救物品

同时,建立气管切开包篮使用管理制度,明确规定气管切开包篮在床旁备用时,采用系带将其悬挂于床尾(图37-3),既不占用患者床头柜的空间,也方便护士在巡视时查看。并将气管切开包篮纳入科室每日物品的清点范畴,准备班需每

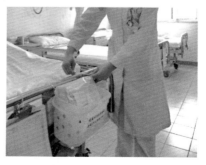

图37-3　气管切开包篮在床尾备用

日核查该篮是否处于备用状态。若正在使用,要求责任护士向患者及家属详细讲解气管切开包篮的用途,勿随意拿取和触碰篮内物品。

2. 完善和强化培训巡视管理制度　该案例的发生,警示护士应进一步规范病区巡视管理,降低住院患者的安全风险。在认真履行分级护理制度的基础上,完善巡视管理要求,明确不同患者巡视时应关注的内容,包括病情变化、管道、生活需求、物品情况等,特殊情况需要重点交班和巡视,如气管切开包篮放置在床旁时应确保随时处于备用状态,任何时间段巡视时都应注意清点检查。同时强化对护士的培训,培养护士及时发现安全隐患的能力,加强护士责任心教育,避免巡视内容不全面等事件的发生,以确保护理安全。

3. 将气管切开包篮的应用纳入科室疾病护理常规　将气管切开包篮的应用纳入科室颈动脉疾病开放手术围手术期护理和健康教育,制定护理标准,明确气管切开包篮床旁备用的方法、使用流程及注意事项,并对护士进行更新后常规和健康教育的培训,确保护士将其严格落实到日常护理工作中,提升护理质量。

（植艳茹）

案例 38

灌肠液温度过高致下消化道烫伤

一、情景模拟

模拟患者,因"卵巢囊肿"拟手术治疗。术前一晚护士遵医嘱为其行肥皂水灌肠。灌肠过程中患者感到下腹剧痛及肛门部出现烧灼痛,无法忍受,护士以为患者不习惯灌肠操作,嘱患者忍耐,并继续灌肠。随后患者感觉心慌、出冷汗、疼痛难忍,拔除肛管后自觉有热液自肛门处流出,10分钟后,患者肛周皮肤出现条索样水疱,医生诊断为"烫伤"。下消化道烫伤第8日视诊:胸膝位,肛门部8点方向自肛缘至左臀部、4点方向肛周可见红白相间创面,表皮脱落,范围分别为 3 cm×20 cm、2 cm×2 cm,创面有坏死组织附着。烫伤第9日行电子结肠镜检查:插镜至直肠距肛缘 10 cm,无法继续进镜,所见肛管至直肠 10 cm 黏膜发黑水肿,部分脱落,有坏死,表面脓苔附着(图38-1)。

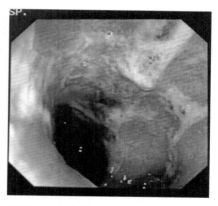

图38-1　患者肠道烫伤后电子结肠镜图

二、案例原因分析

1. 护士未掌握规范的灌肠操作流程　护士未认真评估和核对灌肠液,灌肠前未测量灌肠液温度。

2. 灌肠过程中护士未重视患者的主诉,出现问题后未及时处理在灌肠过程中,当被告知下腹剧痛及肛门部出现烧灼痛时,护士未重视患者的主诉，未停止灌肠操作并及时查找引起腹痛的原因，而是以主观想法继续予以灌肠，导致患者下消化道烫伤。

3. 灌肠相关技能操作培训及考核制度不够完善　在护理管理工作中，对护士灌肠技能操作培训及考核不到位，致使护士未能正确实施灌肠操作，给患者带来严重后果。

三、防范措施

1. 进一步细化灌肠操作流程　该案例是由于护士灌肠前未测量灌肠液的温度，没有严格按照规范的操作流程操作。为避免类似事件发生，科室在原有灌肠操作流程的基础上进一步细化流程，强调配置灌肠溶液后及时测量溶液温度的重要性，并建立灌肠前灌肠液测温双人核查制度。

2. 加强全科护士操作培训和责任心教育　科室护理操作小组针对不同年资的护士制定相应的操作培训方案，定期对全科护士进行操作培训并考核。同时，建立理论学习互助小组，由高年资护士分别带教指定低年资护士，教学相长，以帮助提高理论知识。护士长定期抽查检验效果，从而促进全科护士理论知识及操作技能的提升。同时加强全体护士责任心教育，重视患者的主诉，及时关心患者，不断提高护士满意度。

3. 强化护士的"零伤害"意识　科室每季度以工作中存在的安全隐患，对全科护士进行教育，以此警示大家。以授课形式对护士详细讲解《护理安全零伤害》的内容，提示护理工作中"零伤害"的重要性，教会大家预防医疗伤害的通用技能，最终达到护理安全。

（霍园园）

案例 39

急诊氧气筒使用存在安全隐患

一、情景模拟

模拟患者，因"脑梗死"于急诊科就诊，由于病情需要留院观察。护士遵医嘱给予患者鼻导管氧气吸入3 L/min。由于急诊留院观察患者较多，墙壁设备带供氧口不够，因此护士使用可移动氧气筒（图39-1）给患者供氧。为确保氧气筒安全使用，将氧气筒直立靠墙角放置，护士调节好氧气浓度后给予患者氧气吸入，对患者及家属进行了用氧安全的健康教育。但在后续的巡视时，护士发现患者家属

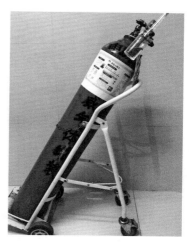

图39-1　带推车的氧气筒（推行中）

自行将患者鼻氧管取下，且移动氧气筒，致使氧气筒推车倾斜放置，并在氧气筒阀门上悬挂私人物品。护士与家属进行沟通，发现陪伴家属已经更换。当班护士立即对患者家属再次进行安全告知，协助家属取下氧气筒上的私人物品，调整氧气筒位置，并调节氧流量后重新给氧。

二、案例原因分析

1. **护士因素**　护士宣教不到位：① 护士未告知家属，如更换陪护人员，应交接陪护相关注意事项，有疑问及时联系医护人员；② 护士未及时对换班后陪护家属再次进行安全用氧的宣教和告知。

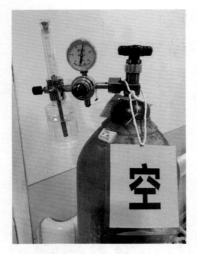

图39-2 氧气筒原有标识

2. 缺少用氧安全警示宣教 科室现使用的氧气筒上只有"空"和"可用"的标识(图39-2),而无安全用氧的其他标识,且氧气筒周围无其他可供家属观看的用氧宣教知识。

3. 氧气筒缺少固定装置 与陪同家属沟通后知晓,患者家属发现氧气筒推车带有轮子,但无任何固定装置,因害怕氧气筒被其他人碰撞后倾倒砸伤患者,故擅自将氧气筒移到离患者较远的位置。

三、防范措施

1. 加强患者及家属安全用氧宣传教育 护士在氧气筒上悬挂安全用氧警示标识牌,粘贴安全用氧的宣教贴纸,加强对患者及陪护人员氧疗知识及用氧安全的教育。安全用氧警示标识牌包括"禁止碰撞警示牌"(图39-3)和"用氧警示牌"。"禁止碰撞警示牌"采用黄黑斜条纹作为底色,绿色加黑字体,反差强烈,起到明显的警示作用。可悬挂在包括备用及使用中的所有氧气筒上,由安全识别和使用状态识别两部分组成。识别牌上部写有防火、防油、防热、防震字样,起警示作用,识别牌下部为磁性设置,且有一圆形凹槽,该圆形凹槽上设"使用中"字符标识(图39-4);通过磁性和嵌入方式将具有"满""空"字样的磁性吸附板粘贴在圆形凹槽内,以此可呈现使用中、空、满三种状态,便于临床护士清晰识别氧气筒内氧气状况。制作安全用氧的宣教单(图39-5),包括氧气筒使用期间注意事项和家属配合要点,该宣教单在患者留院观察时用于对患者及家属的宣教,

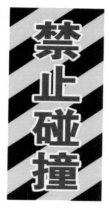

图39-3 禁止碰撞警示牌

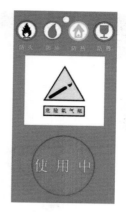

图39-4 氧气筒使用中警示牌

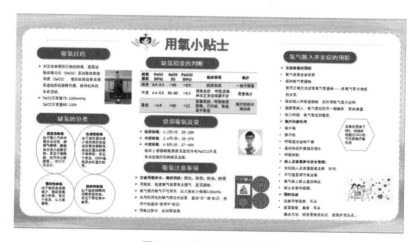

图39-5 安全用氧宣教单

便于患者及家属随时阅读。

2. 优化完善氧气筒给氧流程

（1）固定氧气筒位置，将氧气筒置于靠近墙体一侧，禁止将氧气筒置于床单位外侧。

（2）将氧气筒使用情况作为护士巡视内容之一，定期监测给氧流量、氧疗效果、氧气筒位置、氧气筒内压力及患者吸氧改善情况等内容。

（3）对留观患者陪护家属的宣教，除第一次用氧前进行宣教告知外，交接班时由接班的主班护士对所有用氧患者及家属再次进行安全用氧告知。

3. 为氧气筒推车底轮配置脚刹　原氧气筒推车底轮没有脚刹，故将所有推车底轮更换为带有脚刹的轮子（图39-6），增加稳定性，

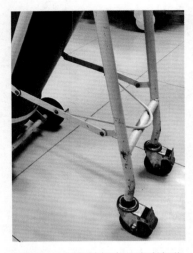

图39-6　氧气筒推车的脚刹部位

保证安全。

4. 加强用氧过程质量控制　由科室安全质控小组负责持续跟进和督查留院观察患者用氧安全，督查护士的各项工作是否规范，定期收集科室留院观察吸氧患者用氧安全中存在的问题，及时召开安全分析会，针对问题制定切实可行的改进措施，监督措施落实到位。

（李　婵）

案例 40

乳腺癌术后患者胸腹带未有效包扎

一、情景模拟

模拟患者,因"右乳乳腺肿瘤"入院,次日在全麻下行右乳腺癌根治术,术后安返病房。责任护士检查患者胸腹带包扎良好,与晚班护士交班,敷料清洁无渗液。术后第1日晨交班,白班护士打开患者衣服发现患者胸腹带已解开,且敷料上有渗液。夜班护士反映,因患者夜间熟睡而未检查其胸腹带包扎情况。患者主诉因胸腹带包扎较紧感到不适,故半夜自行解开。白班护士当即协助患者重新包扎胸腹带,对患者及家属进行健康教育。

二、案例原因分析

1. *护士巡视重点不明确*　夜班护士巡视术后患者时观察重点不明确,并且由于患者熟睡而将巡视流于形式。对于乳腺术后患者,未有效观察伤口情况,未关注患者胸腹带包扎情况。

2. *护士对患者术后宣教落实不到位*　护士对患者术后宣教落实欠缺,致使患者不了解胸腹带包扎的重要性,夜间患者自行松解胸腹带。

3. *护士未掌握胸腹带使用技巧*　值班护士未完全掌握患者胸腹带的包扎技巧,包扎未能确保胸腹带平整及松紧度适中,致使患者舒适度差而自行松解胸腹带。

三、防范措施

1. *自制乳腺癌术后功能锻炼的充气加压马甲*　为保证乳腺癌术后患者胸部的有效包扎,科室设计了充气加压马甲(图40-1),适度压力的加压不仅可防止患者术后出血、积液,还可帮助游离皮瓣与胸

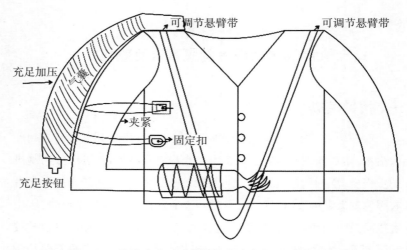

图40-1　乳腺癌术后功能锻炼的充气加压马甲设计图

如手术部位在左边,则按压在左边;如手术部位在右边,则按压在右边

壁更贴合,有利于伤口愈合;同时,可调节压力的充气马甲还能提升患者的舒适度。

　　该马甲左边或右边有一个加压充气装置,患肢有一调节式悬臂带,悬吊时屈肘90°,在患者术后1～3日对患肢进行充气加压,固定肩关节,使切口皮瓣与胸壁完全贴合,以预防患肢皮下积液、皮肤坏死的发生。

　　2. 加强患者及家属健康宣教　患者对疾病的认知不足,致使依从性差,严重影响患者术后的恢复。为提高患者术后胸腹带包扎的依从性,需要对患者实施针对性的健康宣教,加强患者及家属对术后伤口有效包扎的重视。

　　3. 加强护士专科培训　加强对科室护士的培训,以提高护士对疾病护理的认知,同时指导护士掌握胸腹带使用的方法和技巧,改善患者舒适度。对于乳腺癌术后的患者,要求护士巡视时必须关注伤口情况,及时查看患者胸腹带包扎情况。

（吴亚会）

参考文献

［1］李焕文.护理不良事件管理的研究进展［J］.当代护士,2017,3
（1）: 6-8.

［2］王丽敏,赵秋利.我国病人安全护理测评工具研究进展［J］.护
理研究,2018,32（14）: 2189-2192.

［3］沙花燕,杨滢,王亚东,等.护理不良事件研究进展及预防策略
［J］.护理研究,2018,32（10）: 1531-1533.

［4］娄方丽,田辉.护理不良事件研究进展［J］.Chinese Nursing Research,
2019,33（10）: 1726-1729.

［5］姜琳.国内护理安全管理现状与影响因素的研究进展［J］.临
床心电学杂志,2018,27（4）: 294-295.

［6］孙思,熊小燕,陈玉红.基于护理不良事件分析对护理安全文化
建设的探索与思考［J］.江苏卫生事业管理,2021,32（3）: 305-
309.

［7］Bristol N. Patient safety alliance to tackle hand washing worldwide
［J］. Lancet, 2005, 366(9490): 973-974.

［8］Bagian JP. Patient safety: what is really at issue?［J］. Front
Health Serv Manage, 2005, 22(1): 3-16.

［9］Mohr JJ.Creating a safe learning organization［J］. Front Health

Serv Manage,2005, 22(1): 41-44.

［10］耿丽萍,宋丹,刘肖眉.我国护理安全管理的现状、影响因素及对策［J］.解放军护理杂志,2012,29(20): 15-18.

［11］田素斋,曹雯雯,陈慧霞,等.护理安全管理现状与对策研究进展［J］.护理研究,2011,25(21): 1886-1888.

［12］Jha AK, Larizgoitia I, Audera-Lopez C, et al.The global burden of unsafe medical care: analytic modelling of observational studies ［J］.BMJ Qual Saf, 2013(22): 809-815.

［13］杨龙飞,宋冰,倪翠萍,等.2019版《压力性损伤的预防和治疗:临床实践指南》更新解读［J］.中国护理管理,2020,20(12): 1849-1854.

［14］倪逸倩,张伟英,姜春叶.品管圈活动降低留置胃管患者的鼻部皮肤受损率［J］.解放军护理杂志,2016,33(1): 52-54,57.

［15］王玉梅,夏漫,李凌,等.基于SKIN概念框架无创正压通气患者鼻面部压疮预防的循证实践［J］.护理学杂志,2017,32(18): 6-10.

［16］Alqahtani JS, AlAhmari MD. Evidence based synthesis for prevention of noninvasive ventilation related facial pressure ulcers ［J］.Saudi Med J, 2018, 39(5): 443-452.

［17］洪洁.无黏胶泡沫敷料在无创正压通气患者鼻面部压疮预防中的应用［J］.当代医学,2020,26(20): 180-181.

［18］王泠,郑小伟,马蕊,等.国内外失禁相关性皮炎护理实践专家共识解读［J］.中国护理管理,2018,18(1): 3-6.

［19］张德良,郭玲,张晋松,等.皮肤生理功能检测在慢性湿疹治疗中的指导意义［J］.中国中西医结合皮肤性病学杂志,2020,19(4): 358-360.

［20］翟孟凡,贾小强.肛周湿疹的治疗进展［J］.中国肛肠病杂志,

2020,40（6）：72-73.

［21］陈娟,刘瑾,严亚杰,等.防抓防自伤保护性约束手套的研制及在精神疾病患者中的应用［J］.护理学报,2020,27（15）：77-78.

［22］何青亲,吕强,张敏.液体敷料配合"王"字型胶布贴用于留置胃管固定［J］.护理学杂志,2018,33（4）：46-47.

［23］魏静.ICU非计划拔管危险因素分析及护理干预对策［J］.基层医学论坛,2020,24（24）：3464-3465.

［24］中华医学会重症医学分会.中国成人ICU镇痛和镇静治疗指南［J］.中华重症医学电子杂志（网络版）,2018,4（2）：90-113.

［25］汪文娟,申玉玲,刘金花,等.全程健康教育方案在喉癌术后人工气道患者居家护理安全管理中的应用［J］.中国护理管理,2020,20（5）：659-663.

［26］唐文凤,王显平.气管切开患者导管封堵器的应用研究［J］.重庆医科大学学报,2014,39（6）：902-904.

［27］杜宏艳,董燕,秦建芬,等.气管切开患者金属套管的存在对呼吸的影响［J］.浙江临床医学,2020,22（4）：502-503.

［28］王振文,朱亮.2019年《欧洲胃肠内镜学会指南：ERCP相关不良事件》解读［J］.中国循证医学杂志,2020,20（6）：634-642.

［29］许芳秀,董西凤,吴婧,等.他克莫司血药浓度对肾移植患者肝肾功能及糖脂代谢的影响分析［J］.中国药业,2020,29（16）：44-46.

［30］李娜.口腔颌面全麻手术患者眼部并发症的预防及护理［J］.甘肃科技,2018,34（7）：126-127.

［31］林佩,姜辉,郑朱丹.PDCA循环管理模式联合细节护理提高手术室安全管理及护理质量的效果［J］.中华现代护理杂志,2019,25（11）：1429-1431.

［32］沙士珂,王新娟,马路生.暴露性角膜炎治疗的研究进展［J］.

国际眼科杂志,2018,18(11):1986-1989.

[33] 马园园,刘媛,胡爱玲.基于循证预防术中压力性损伤集束化护理方案的制定及临床应用[J].中国实用护理杂志,2019,35(33):2579-2583.

[34] 宋晓霞,皇甫辉,李莉.影响喉癌患者预后的多因素分析[J].中国耳鼻咽喉颅底外科杂志,2020,26(3):306-311.

[35] 梁红梅,王小琴,裴传凤,等.危重症患者标准化分级院内转运方案的应用[J].护理学报,2018,25(21):16-18.

[36] 王玲,庄红.高渗性药物导致静脉炎的研究现状[J].现代临床医学,2019,45(4):307-309.

[37] 赵琛,于圆圆,王旭惠,等.高龄老年患者吞咽障碍及误吸的筛查及临床特点[J].中国康复,2020,35(3):150-152.

[38] 李海燕,朱建英,曹园.颈动脉术后备用气管切开包篮的设计与应用[J].护理研究,2012,26(3):286-287.

[39] 朱晓明,龚海峰,张卫.保守治疗直肠烫伤一例[J].中华外科杂志,2020,58(12):964-966.

[40] 急诊氧气治疗专家共识组.急诊氧气治疗专家共识[J].中华急诊医学杂志,2018,27(4):355-360.

[41] 李玉婷,张馨,刘晓舟,等.循证护理对乳腺癌术后患者功能锻炼依从性及恢复效果的影响[J].中华现代护理杂志,2016,22(16):2253-2256.

附录一
美国患者安全目标

（部分摘录）

目标一：准确识别患者身份

NPSG.01.01.01 至少使用两种识别患者身份的方法，如患者的姓名和生日，其目的是确保患者能够得到正确的药物和治疗。

目标二：增强医务人员间的有效沟通

NPSG.02.03.01 及时向医护人员提供重要的检验、检查结果。

目标三：确保安全用药

NPSG.03.04.01 在给药前，对未标记的药物进行标识，如置于注射器、药杯和无菌盘中的药物。在所有准备药物和物品的区域都要进行此操作。

NPSG.03.05.01 要特别注意服用抗凝药物的患者。

NPSG.03.06.01 记录并传递正确的患者用药信息。确定患者正在服用的药物，并与给予患者的新药物进行比较。为患者提供关于他们需要服用的药物的书面信息。告知患者每次就医时都要带上最新的药物清单。

目标六：安全使用设备警报

NPSG.06.01.01 做出改进以确保医疗设备上的警报能被听到并得到及时响应。

目标七：预防医院相关性感染

NPSG.07.01.01 使用疾病控制和预防中心或 WHO 的手卫生指南。设定改善手卫生效果的目标，并使用这些目标以改善手卫生的效果。

目标十五：识别患者安全风险

NPSG.15.01.01 降低患者自杀的风险。

通用目标 预防手术错误

UP.01.01.01 核实手术患者的身份信息和手术部位、手术方式。

UP.01.02.01 为患者标记正确的手术部位。

UP.01.03.01 在手术前再次核对，以确保各项信息无误。

附录二
中国患者安全目标

目标一：正确识别患者身份

（一）严格执行查对制度，确保对正确的患者实施正确的操作和治疗。识别时应至少使用两种标识确认患者身份，如姓名、病案号、出生日期等，但不包括患者的床号或病房号。

（二）在实施输血等关键治疗时，应采用双人独立核对识别患者身份。

（三）对术中患者、精神疾病、意识障碍、语言障碍等特殊患者，应有身份识别标识（如腕带、指纹等）。

（四）鼓励应用条码扫描、人脸识别等身份信息识别技术，但仍需口头查对。

（五）加强新生儿身份识别管理。

目标二：确保用药与用血安全

（一）规范药品管理流程，对高警示药品、易混淆（听似、看似）药品有严格的储存、识别及使用要求。

（二）严格执行麻醉药品、精神药品、医疗用毒性药品、放射性药品等特殊药品，以及药品类易制毒化学品、抗肿瘤药物的使用与管理规范。

（三）规范临床用药医嘱的开具、审核、查对、执行、点评制度及流程。制定并执行药物重整制度及流程。

（四）建立和实施抗菌药物管理的诊疗体系和技术规范。

（五）制定并严格执行静脉用药调配中心操作规范、审核、查对、安全配送制度与流程。

（六）建立并严格执行储血、配血、发血、输血制度和流程，落实输血前指征评估和输血后效果评价，实行输血信息系统全流程管理。

目标三：强化围手术期安全管理

（一）制定并实施择期手术（包括日间手术）必要的术前检查与评估，加强围术期相关学科协作，强化术前、麻醉前病情评估及术后访视等制度的规范落实。

（二）制定并实施统一的手术及有创操作的部位标识流程，由实施手术的医生标记手术部位，标记时应在患者清醒和知晓的情况下进行，并将其纳入术前核对流程予以执行。

（三）建立手术安全核查及手术风险评估制度和流程，落实世界卫生组织手术安全核对表，并提供必需的保障与有效的监管措施。

（四）预防性抗菌药物选择与使用应符合相关规范。

（五）加强围术期疼痛管理。

（六）加强孕产妇安全分娩管理，落实世界卫生组织安全分娩核查表实践指南。

（七）建立完整的标本采集、标识、运输、交接和报告制度，实现标本全流程可追溯管理。

目标四：预防和减少健康保健相关感染

（一）建立健全医院感染管理组织体系与制度，落实医院感染监控指标并持续改进。

（二）提高医务人员手卫生依从性，为执行手卫生提供必需的设施和有效的监管。

（三）使用合格的无菌医疗用品，遵循无菌操作要求。确保安全注射。安全处理医疗废物。

（四）建立抗菌药物管理和监测机制，制定多重耐药管理制度。

（五）落实呼吸机相关肺炎、血管导管相关感染、导尿管相关尿路感染等器械相关感染的防控措施，加强相应感染监测与反馈。

（六）开展手术部位感染目标性监控，落实相应预防措施。

目标五：加强医务人员之间的有效沟通

（一）建立医务人员间有效沟通机制，规范信息交接流程，保障相关医疗照护措施落实到位。

（二）加强跨专业协作，倡导多学科诊疗模式，为医务人员提供多种沟通方式和渠道，提升团队合作能力。

（三）建立健全临床"危急值"报告制度，规范并落实操作流程。

（四）建立不良事件自愿报告及强制性报告的制度和流程，倡导从错误中学习，构建公正的患者安全文化。

（五）合理配置人力资源，关注医务人员的劳动强度对患者安全的影响。

（六）防范医院暴力，确保"安全的人员"在"安全的环境"中执行"安全的医疗照护"。

目标六：防范与减少意外伤害

（一）加强高风险意外伤害人群管理，制定相关风险防范应急预案。

（二）落实跌倒、坠床、压力性损伤、走失等意外事件的风险评估。

（三）识别具有自我攻击风险的患者，评估自我伤害、拒绝饮食、自杀倾向等行为,制定相应防范措施和应急处置预案。

（四）完善意外伤害的报告及处置流程,有效降低伤害程度,改进相关风险防范能力。

（五）加强对患者及其家属意外伤害防范的教育。

目标七: 提升管路安全

（一）建立管路安全的管理制度和风险评估流程。

（二）建立管路事件的监测流程,及时处置管路事件,减少对患者的伤害。

（三）建立管路事件的报告流程并鼓励主动上报,对管路事件的发生原因及时进行分析和改进,有效减少管路事件的发生。

（四）落实非计划拔管风险防范措施,建立相应防范和处置预案,并进行有效演练。

（五）加强对医务人员管路安全的培训,鼓励和教育患者及其家属主动参与管路安全管理。

目标八: 鼓励患者及其家属参与患者安全

（一）提高医务人员对患者参与医疗照护过程重要性的认识,及时有效地与患者及其家属进行信息沟通。

（二）为患者提供多种方式与途径参与医疗照护过程,协助其正确理解与选择诊疗方案。

（三）鼓励患者及家属主动参与患者身份识别、手术操作部位确认、输液输血、药物使用、患者转运等诊疗过程。

（四）引导患者就诊时提供真实病情和相关信息,注重保护患者隐私。

（五）为患者提供多种形式的患者安全教育培训,帮助和指导患者建立更好的健康意识,提升健康素养。

目标九：加强医学装备安全与警报管理

（一）建立医学装备安全使用与管理制度。确保急救和生命支持类设备的及时性、可用性和安全性。

（二）建立医学装备安全使用的培训计划，加强对相关医务人员的培训和考核。

（三）加强对医疗设备警报的管理，提升警报管理意识，制定警报设置制度和规范及警报响应和处置流程。

（四）鼓励监测并上报医学装备相关不良事件，鼓励评价医学装备的安全性和有效性。

目标十：加强电子病历系统安全管理

（一）加强医院电子病历系统的安全等级管理。

（二）加强对电子病历系统的培训，有效避免电子病历系统的使用错误。

（三）加强电子病历系统的登录和使用者权限管理，强化患者隐私保护。

（四）确保录入内容的标准、完整及准确，避免由于复制、粘贴所致的错误。

（五）推行电子病历用药医嘱的闭环管理，建立电子病历用药医嘱知识库。有效应用电子病历信息进行医嘱合理用药规范化审核。